# COMER

## PARA

# VIVIR
# MEJOR

Titulo: Comer para Vivir Mejor

Autores: Cecilia Castro, Martha Justina González, Alonso Chamorro

Primera Edición 2015

## Agradecimiento:

*A Cecilia Castro y Martha Justina González por el aporte de toda su experiencia profesional en los contenidos técnicos de este libro.*

— Miguel Beteta García
   *Diseñador de contenido*
   *Diseño de carátula*

Impreso en Editorial LA PRENSA

**Lectura Fácil: Universidad para Todos.**

Alonso Chamorro A.
2015

# DEDICATORIA

Quiero dedicar este libro a mi esposa e hijos, Familia y amigos asi como a todos los que me han apoyado, animado e inspirado.

Tengo la plena confianza, que este libro, será una ayuda para todos los hogares que lo lean y lo compartan con sus allegados.

# *Indice*

## CAPÍTULO 5.

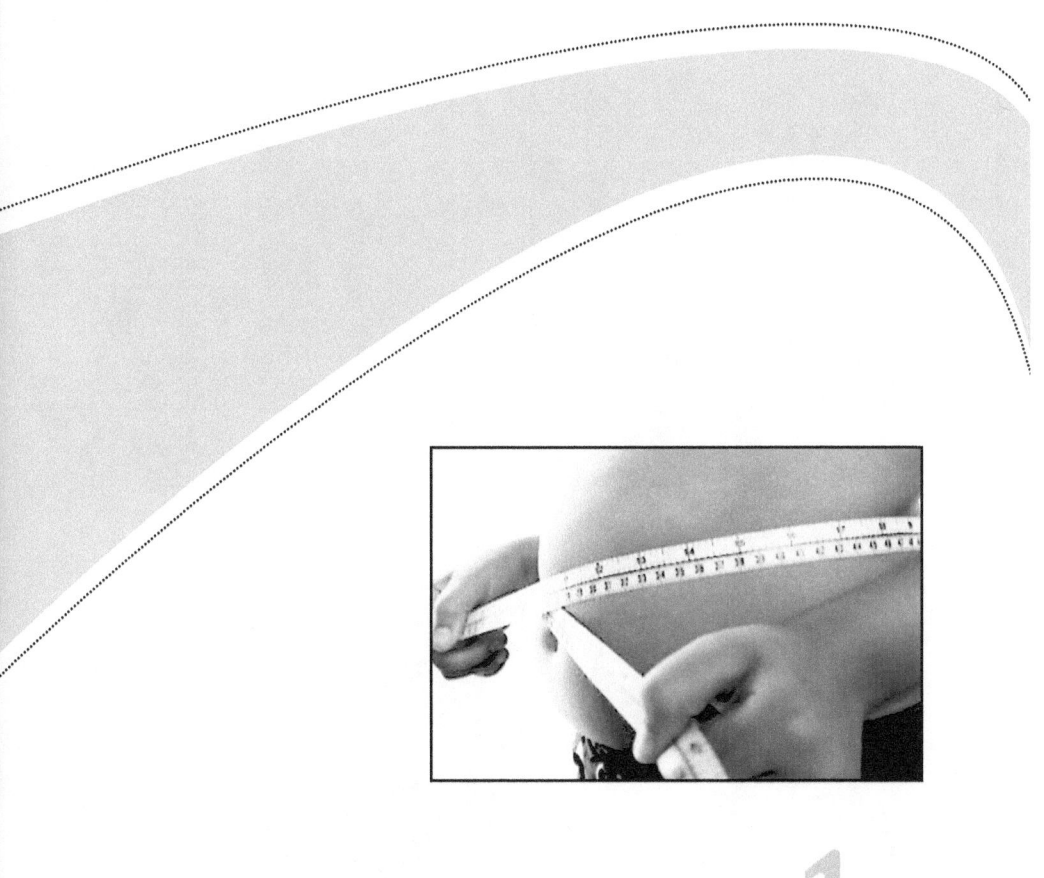

CAPÍTULO 1

# ¿Por qué
# bajar de peso?

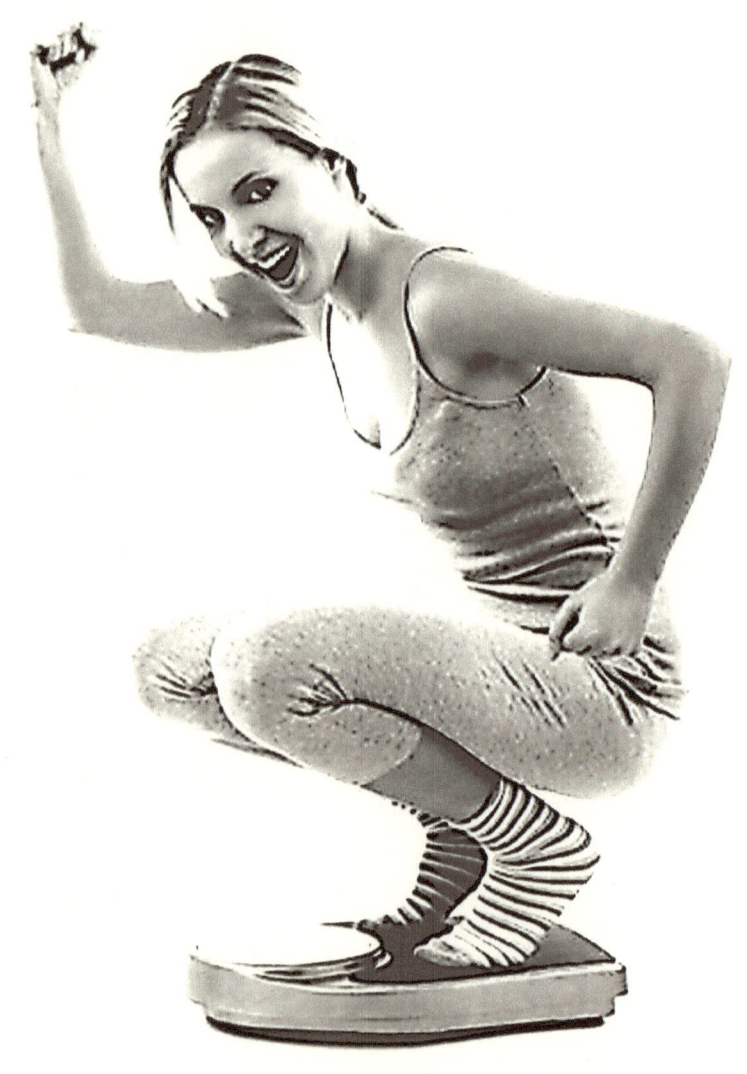

# EL SOBREPESO Y LA OBESIDAD
## DAÑAN MÁS QUE SOLO LA APARIENCIA

## COMO PLANTEARSE UNA META

### 1. CONSUMO DE ALIMENTOS

Después de conocer los resultados de su evaluación según las medidas del cuerpo (antropometría) es importante complementarlo conociendo sus hábitos de alimentación y los mecanismos de control del hambre que usted pone en práctica.

— *Anote sus propósitos para mejorar la alimentación.* SEA ORDENADO, *trate de* MANTENER UNA DISCIPLINA RAZONABLE.

— *Establezca metas alcanzables, no trate de plantearse lo ideal. Por ejemplo* SI ACOSTUMBRA TOMAR FRESCOS, GASEOSAS O JUGOS INDUSTRIALIZADOS *varias veces al día,* UN BUEN PROPÓSITO SERÁ LIMITARSE A TOMAR SOLAMENTE UNO, *una vez al día.*

— *Se trata de* REEMPLAZAR DE FORMA PERMANENTE LOS HÁBITOS *que provocan obesidad por otros más sanos* PARA BAJAR DE PESO Y MANTENERSE DELGADO INDEFINIDAMENTE.

Las personas tienen distintas motivaciones para bajar de peso pero pueden resumirse en dos, verse mejor y estar más saludables. Considerando el refrán popular SALUD

ES BELLEZA, este libro está enfocado en los aspectos saludables de control y mantenimiento de peso corporal.

Que agradable que sus amigos y familiares le digan: ¡Qué bien te ves!, ¡No pasan los años por vos!, ¡Que satisfactorio comprar ropa y sentirse contento con su apariencia!

Estar en el peso adecuado tiene el "valor agregado" de vivir más tiempo y de manera más saludable.

Todo esto proporciona un gran estímulo a su autoestima y le impulsa a continuar cuidando su estilo de vida, su alimentación y actividad física.

Muchas personas han hecho distintos esfuerzos por bajar y mantener el peso sin obtener los resultados deseados, bajan y recuperan el peso nuevamente, con frecuencia aumentan hasta un 30 porciento más del peso que tenían inicialmente, tener un peso adecuado es el resultado de una vida de equilibrio personal que puede estar a su alcance. Aquí le diremos cómo hacerlo.

Bajar de peso no debe ser un sufrimiento ni una forma de castigo.

Se trata de saber elegir y combinar adecuadamente los alimentos, controlar las cantidades, la frecuencia en que se consumen, y realizar actividad física.

Los cambios en alimentación son un proceso, no un suceso, se requiere de motivación, disposición, positivismo, perseverancia, organización y conocimientos, aquí encontrará las pautas para lograrlo.

Con actitud positiva se puede disfrutar la adopción de nuevos hábitos alimenticios y estilo de vida en pro de su salud y bienestar.

## NADA EN LA VIDA ES IRREVERSIBLE, SOLO LA MUERTE.

*Se pueden cambiar los hábitos alimenticios paulatinamente, racionalmente, paso a paso, poco a poco, recuerde que lo que ha hecho en varios años, no puede revertirse en un mes.*

## SEA PACIENTE Y PERSEVERANTE,
*busque un balance mental.*
## ¡¡¡SI SE PUEDE BAJAR DE PESO, DE VERDAD!!!.

## ¡¡¡INTÉNTELO,

*céntrese en la modificación de hábitos y no en la balanza, no en la pérdida de peso, esta se dará suave y constantemente!!!.*

## BUSQUE UNA MOTIVACIÓN

*para hacerlo usted mismo, su felicidad, la de su pareja y sus hijos.*

## PEQUEÑOS CAMBIOS CONDUCEN A GRANDES RESULTADOS

## 2. ACTITUD

Independientemente de cuánto peso quiera perder le conviene seguir los siguientes pasos:

**a.** *Adopte una actitud positiva.*

## LA ACTITUD ES LA POSESIÓN MÁS VALIOSA DEL SER HUMANO.

*Usted puede decidir sobre su actitud! Piense que está aprendiendo a comer saludable y no que está restringido o restricto en alimentos.*

**b.** *Prográmese mentalmente para enviarse mensajes positivos que le ayuden a seguir su plan de alimentación y actividad física. Implemente una estrategia mental de* autodisciplina que le ayude a conseguir sus propósitos en alimentación y ejercicio. Esto es lo que se conoce como *Programación Neurolingüística* (PNL).

*Deseche todos los mensajes negativos, revise las frases negativas que hasta ahora tiene un su mente y sustitúyalas por frases positivas:*

| FRASES NEGATIVAS A DESECHAR | FRASES POSITIVAS A ADOPTAR |
|---|---|
| "Estoy muy gordo", "Estoy muy gorda", | *"Ya estoy controlando mi peso"* |
| "Toda mi vida tengo que estar a dieta" | *"Me gusta cuidar mi alimentación"* |
| "He probado todas las dietas y ninguna me funciona" | *"Tengo un plan de alimentación apropiado, lo voy a lograr"* *"Regular el peso es fácil si me disciplino"* |
| "No me gustan los vegetales" | *"Estoy aprendiendo a comer vegetales"* |
| "Que pereza hacer ejercicio" | *"Me estoy acostumbrando a hacer ejercicio"* |

| "Estoy ansiosa(o) y deprimida(o), entonces como" | "Me siento contenta(o) y en control cuando hago meriendas y sigo mi plan de alimentación" |
|---|---|
| "Me veo horrible así de gorda(o), no me queda nada bien esta ropa" | "Me veo muy bien con 5 kilos menos y estoy dispuesta(o) a bajarlos en 2 meses ya que estoy segura(o) que lo puedo hacer con tranquilidad y disciplina" |

En el siguiente cuadro, haga su propia lista de frases a desechar y las frases que utilizará en su nueva programación mental positiva.

| FRASES NEGATIVAS A DESECHAR | FRASES POSITIVAS A ADOPTAR |
|---|---|
| | |
| | |

Repita sus frases positivas al levantarse, varias veces durante el día, sobre todo cuando le asalten los pensamientos negativos, sustitúyalos rápidamente. Recuerde que los pensamientos controlan las emociones.

**Controla tus pensamientos...**
*se convertirán en tus palabras,*

**Controla tus palabras...**
*se convertirán en tus acciones,*

**Controla tus acciones...**
*se convertirán en tus hábitos,*

**Controla tus hábitos...**
*se convertirán en tu carácter,*

**Controla tu carácter...**
*se convertirá en tu diestino.*

GANDHI

Por la obesidad las personas pueden desarrollar:

- Cintura Grande
- Elevaciones de azúcar en sangre y diabetes tipo 2
- Elevación de colesterol y triglicéridos en sangre

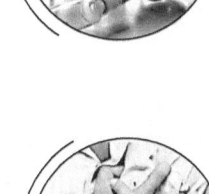

- Presión Arterial Alta
- Síndrome Metabólico (cuando se presentan juntos almenos tres de las situaciones anteriores)
- Mayor riesgo de tener un infarto
- Mayor riesgo de accidente cerebro vascular o derrame

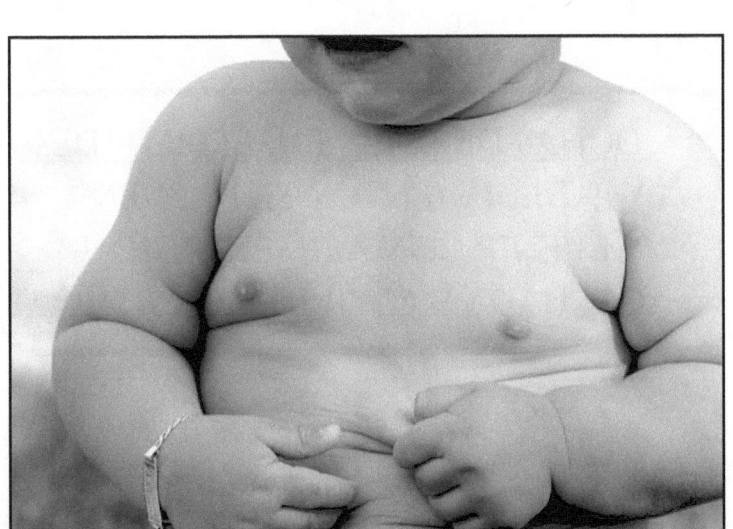

Cuando estas situaciones se presentan, las personas obesas tienen más riesgo de vivir menos tiempo en buenas condiciones físicas.

Las alteraciones en los distintos sistemas del cuerpo que sufren las personas obesas pueden conducirlas a tener una vida sedentaria que en su conjunto afecta el autoestima.

Otras enfermedades relacionadas con la obesidad son los problemas de las articulaciones, de la circulación venosa, o alteraciones del sistema digestivo como

- Gastritis y úlcera gástrica o duodenal
- Hígado graso

*¡¡¡MUCHAS DE ESTAS ENFERMEDADES Y PADECIMIENTOS SE PUEDEN PREVENIR CON ALIMENTACIÓN ADECUADA Y ACTIVIDAD FÍSICA!!!*

# Prevenir es mejor que curar

Dos razones muy importantes para mantener el peso adecuado son:

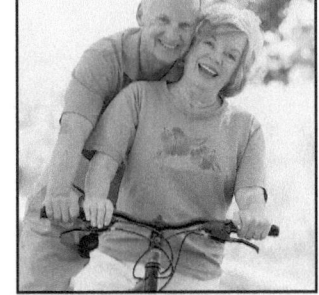

**1)** Mejorar la salud física, emocional y mental.

**2)** Para tener una mayor y mejor calidad de vida.

## ¿Por qué las personas se vuelven obesas?

### Genética

Existe una predisposición genética pero esto ocurre en menos del 10% de los casos de obesidad. Las principales razones se han demostrado científicamente que están relacionadas con el estilo de vida de las personas.

### Estilo de vida

Se refiere al patrón de vida que siguen las personas

- *¿Cómo se alimentan?*
- *¿Cuánto ejercicio realizan?*
- *¿Cómo se divierten?*
- *¿Cómo manejan las situaciones de estrés sea este laboral, familiar o emocional?*

## Hábitos alimenticios

La alimentación es un proceso que inicia desde el lugar donde la persona decide comprar o comer. Incluye:

- *La selección de los alimentos que desea consumir,*
- *La forma de almacenamiento,*
- *La preparación,*
- *La forma de consumir los alimentos.*

Puedes sacar ventaja del hecho que la alimentación es un proceso voluntario, consciente y educable.

Piensa, normalmente no se ve a un animal comiendo un alimento que no es de su dieta, no vemos a una vaca comiendo carne o a un tigre comiendo pasto. Ellos se alimentan como les conviene.

El ser humano es el único en la escala zoológica que encuentra otras motivaciones para alimentarse, como por ejemplo:

- *Religiosas,*
- *Estrés,*
- *Inactividad física,*
- *Diversión,*
- *Costumbre,*

Los hábitos alimenticios constituyen el conjunto de costumbres alrededor de tu alimentación,

- *¿Qué comes?*
- *¿Cuánto comes?*

- *¿Con qué frecuencia?*
- *¿Cómo lavas y se prepara la comida?*
- *¿Cómo pelas y cortas los vegetales o las frutas?*
- *Las horas de las comidas principales y meriendas.*
- *Las combinaciones de los alimentos, entre otros.*

Los hábitos alimenticios pueden ser saludables o no, y están determinados por factores: psicológicos, sociales, culturales, económicos y religiosos. Influyen indirectamente sobre el riesgo de obesidad y todas sus consecuencias a través de su efecto sobre el tipo y la cantidad de alimentos ingeridos.

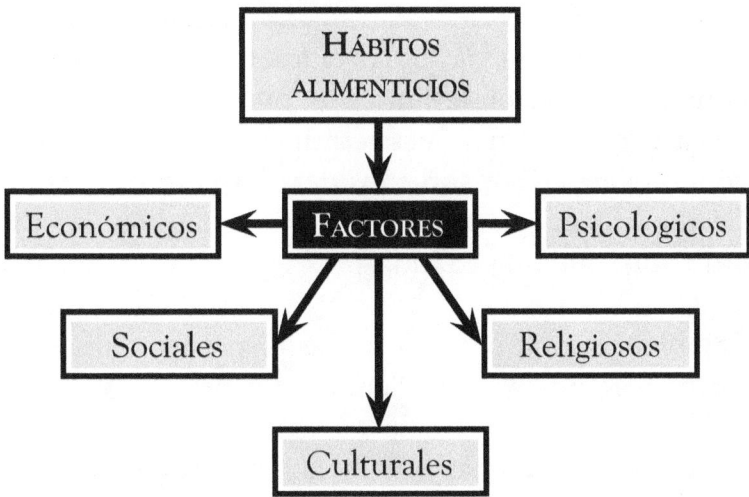

## EJEMPLO:

Cada sociedad impone sus gustos, códigos y apreciaciones en cuanto a comidas socialmente "aceptables". En México y Centroamérica el mondongo y el hígado no tienen el mismo estatus que el filete o el caviar, asi como tampoco los bananos en relación a las manzanas o las uvas.

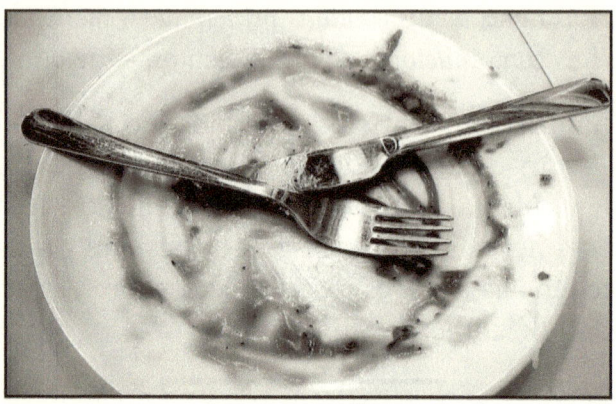

Culturalmente se da mucha importancia a aspectos como: "dejar el plato limpio", "quedarse en la mesa hasta que los comensales terminen", "comer toda la comida y repetir" y son considerados como signos de buena educación, agradecimiento y amor hacia los anfitriones de una comida.

También es común que la madre o esposa, manifiesten cariño y atenciones ofreciendo alimentos.

En lo psicológico hay que mencionar que la historia familiar tiene mucho que ver en la relación con los hábitos alimenticios.

Algunos alimentos traen recuerdos agradables, ya que mentalmente se asocian ciertos sabores de comida con sentimientos pasados de afecto u origen.

Otros alimentos son rechazados porque en la niñez fueron ofrecidos con medicina.

En otros casos las personas llegan a relacionar emociones con la comida, cuando tienen sentimientos de tristeza, ira, temores, angustias, comen sin control y terminan haciendo de esto un hábito.

El uso de los alimentos como premios o castigos tiene una influencia importante. "Si te comes todo lo que te serví te doy un chocolate, un dulce o un helado..."

En relación a lo económico, es fácil comprender que el costo limita las posibilidades de acceder con la frecuencia deseada o recomendada, a determinados alimentos.

No basta con saber qué comer, la disponibilidad y las posibilidades de acceder a determinados alimentos está condicionada por el entorno físico en que viven las personas. Si no encuentran disponibles alimentos saludables, se ven forzadas a consumir los alimentos que están en su entorno. Ocurre con frecuencia en escuelas, colegios, universidades y centros de trabajo, muchas personas no pueden llevar su merienda o almuerzo y entre lo que venden en su centro de estudio o trabajo no encuentran opciones saludables de alimentos.

La propaganda comercial que impulsan la industria alimentaria y los restaurantes ejerce fuerte influencia en las decisiones de consumo de alimentos.

## TEST SOBRE HÁBITOS DE ALIMENTACIÓN

Marque con x la casilla que corresponde a su hábito o costumbre. Puede responder más de una alternativa en cada tema. Asigne 3 puntos a las respuestas de la alternativa a, 2 puntos a las respuestas de las alternativas b y 1 punto a las respuestas de las alternativas c.

### 1. Desayuno
  a. Siempre   ☐

  b. A veces   ☐

  c. Nunca   ☐

### 2. Alimentos que como en el desayuno

  a. Tomo leche o yogur, cereal o pan y frutas. ☐

  b. Como comida como huevo, frijoles, con poca grasa pan o tortilla, con algún jugo o refresco o café. ☐

  c. Tomo un café o un jugo con pan o galletas. ☐

### 3. Respecto a Merendar o comer entre comidas
  a. Como una fruta o yogur. ☐

  b. Tomo frescos, gaseosas o cafés/té con galletas. ☐

  c. No meriendo. ☐

## 4. Almuerzo

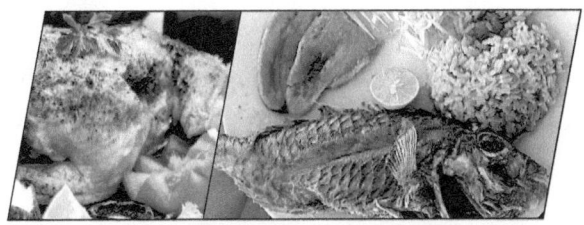

a. Arroz o tortilla o papa sin freír, carne o
   pollo o pescado, ensalada/vegetales, agua. ☐

b. No almuerzo, como algo ligero como
   un emparedado o ensalada. ☐

c. No almuerzo, como galletas
   o chips con fresco o gaseosa. ☐

## 5. Cena

a. Como pan y queso o huevos o sándwich,
   con vegetales o ensalada. O frijoles, tortilla
   o pan, queso, o huevo y vegetales.
   o Leche con cereal y frutas. ☐

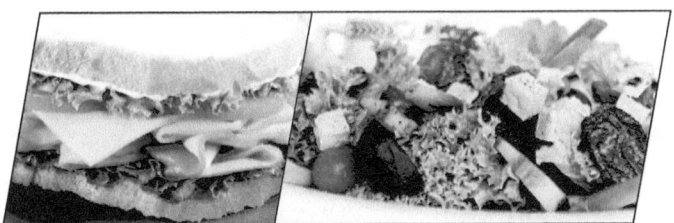

b. Como sándwich y leche o ensaladas. ☐

c. Como comidas populares o callejeras
   (tajadas y queso frito, enchiladas,
   pizzas, hot dog, fritanga, hamburguesas)
   fresco o gaseosa. O no ceno. ☐

27

## 6. *Merienda nocturna*

    a. No como después de cenar. ☐

    b. Yogur y/o frutas y/o cereal (barra de cereal, avena) o semillas y nueces con moderación. O como alguna fruta pequeña. ☐

    c. Lo que encuentre en la cocina o el refrigerador o comida de la calle. Tomo café, gaseosas, jugo o fresco. Como galletas o chips. Como helado o postre o chocolate o cajeta o dulces. ☐

## 7. *Cuando tengo sed preferentemente elijo*

    a. Agua. ☐

    b. Jugos o refrescos naturales sin o con poco azúcar. ☐

    c. Refrescos o jugos industrializados (de lata, de caja, de botella o bolsa). Gaseosas o café o té. Cerveza o vino o cocteles. ☐

Si alcanzó un puntaje entre 18 y 21: usted tiene buenos hábitos respecto a los principales tiempos de comida y meriendas.

Si alcanzó un puntaje entre 17 y 14: usted tiene regulares hábitos respecto a sus principales tiempos de comida y meriendas.

Si alcanzó un puntaje menor a 14: usted debe mejorar sus hábitos respecto a sus principales tiempos de comida y merienda.

Llena la siguiente tabla y revisala semanalmente para determinar el avance en tus hábitos.

| HÁBITOS ALIMENTICIOS DAÑINOS QUE VOY A DESCARTAR | HÁBITOS ALIMENTICIOS SALUDABLES QUE VOY A ADOPTAR |
|---|---|
| | |
| | |
| | |
| | |
| | |

> *No podemos seguir haciendo las mismas cosas y esperar resultados diferentes.*
>
> *ALBERT EINSTEN*

## HÁBITOS DE ACTIVIDAD FÍSICA

La actividad física ayuda a perder grasa y controlar el peso corporal, a prevenir enfermedades que aparecen como consecuencia de la obesidad. También disminuye la ansiedad y la depresión.

También aumenta y mejora la capacidad funcional de los diferentes sistemas del organismo, como por ejemplo el sistema digestivo, el sistema de circulación de la sangre, el sistema óseo, las personas que hacen ejercicio tienen menos riesgo de padecer osteoporosis, estreñimiento y várices.

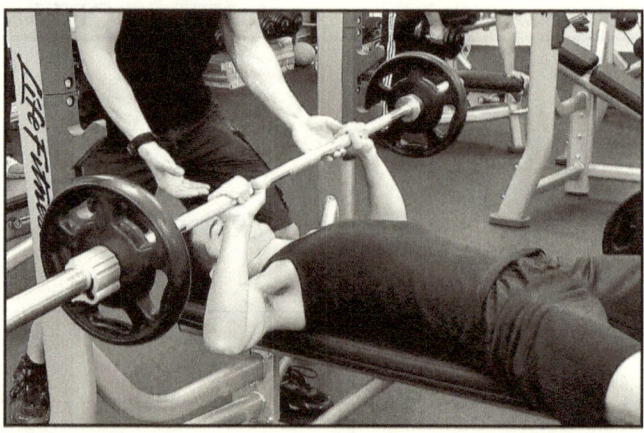

Es un mito creer que para perder peso los ejercicios deben ser vigorosos o continuos. Esta es una creencia falsa. De lo que se trata es de lograr un estado dinámico de energía y vitalidad que conlleve a mejorar la condición física y la salud, evitando enfermedades derivadas de la falta de actividad física, para lograr desarrollar la capacidad intelectual al máximo. La mejor forma de experimentar la alegría de vivir es a través de una buena condición física e intelectual.

# BENEFICIOS DE HACER EJERCICIOS:

- Da sensación de bienestar,

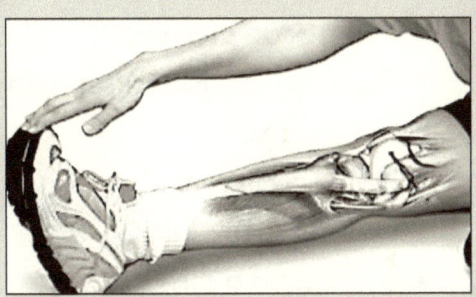

- Fortalece los huesos, las articulaciones y los músculos,

- Ayuda a mejorar la postura,

- Mejora la circulación de la sangre,

- Ayuda a evitar el estreñimiento,

- Aumenta la autoestima,

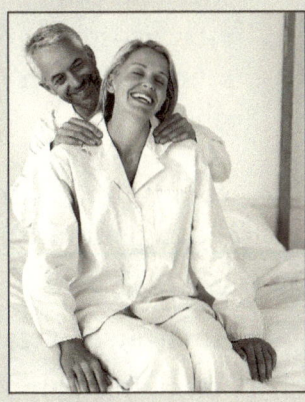

- Disminuye la ansiedad y la depresión,

- Ayuda a hacer amistades,

- Se pueden realizar actividades que quizás antes no era posible,

- Mejora la productividad laboral,

- Mejora la vida sexual.

Muchas personas gozan de "buen estado de salud", médicamente no se encuentra ninguna patología, pero por la obesidad y la falta de actividad física normalmente". Se quejan de:

- Dolores de piernas,
- Falta de circulación sanguínea,
- Calambres,
- Dolor en la espalda o columna,
- Dolores articulares,
- Cansancio o fatiga,
- Se aíslan de la familia y la sociedad por estar acostados o sentados en un sillón.

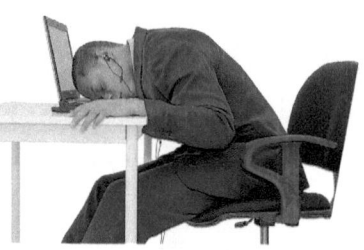

Esto es resultado del sedentarismo. La falta de flexibilidad para tareas diarias como:

- Vestirse,
- Amarrarse los zapatos,
- Agacharse para recoger un objeto,
- Sentarse en sillas bajas o en el suelo.

Cuando las personas comienzan a realizar actividad física rápidamente ven los beneficios, aumenta su productividad laboral y su capacidad de gozar su tiempo libre, su flexibilidad, su bienestar en general.

Simplemente, tal vez haya aumentado su fuerza muscular abdominal o haya disminuido algo de su grasa corporal.

No se puede justificar una mala condición física por la edad. Es común escuchar expresiones como: "yo ya no estoy para esto," "las piernas no me dan", entre otras. Esta justificación es una traba mental que conviene abandonar. Si no puedes es porque no te has ejercitado.

Puedes aumentarse la actividad física de muchas formas simples:

- Caminando,
- Nadando,
- Bailando,
- Con las actividades domésticas, entre otras.

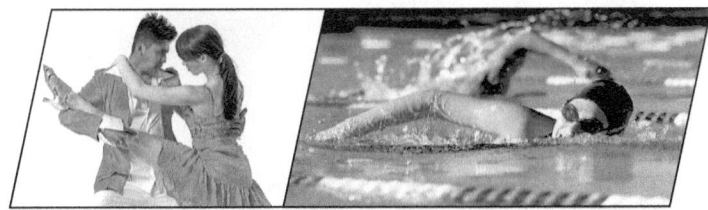

## MALOS HÁBITOS ALIMENTICIOS Y DE ACTIVIDAD FÍSICA

Cada vez hay más trabajos sedentarios influenciados por los avances tecnológicos como telecomunicaciones, internet, correo electrónico, teléfonos celulares, y otros.

Comida rápida más accesible y barata. Entregas a domicilio de comidas, farmacias, supermercados y comercio electrónico.

Entretenimientos sentados que no facilitan actividad física: películas, video juegos, uso de computadora, televisión, uso de control remoto, etc...

Correas automáticas pedestres, dispositivos que abren garajes, escaleras eléctricas, etc...

Todo esto promueve el sedentarismo combinado con los siguientes malos hábitos alimenticios:

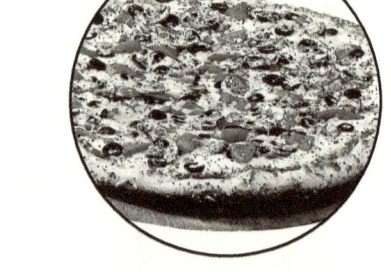

- Comida rápida (hamburguesas, pizzas, hot dog) y chatarra (chips, fritos, entre otros),

- Alto consumo de reposterías, panes dulces y galletas industrializadas,

- Alto consumo de cerdo y sus derivados,

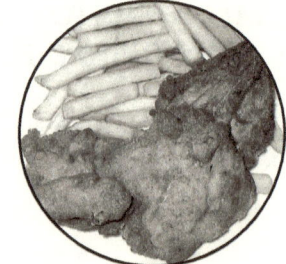

- Alto consumo de alimentos fritos (plátano, carne, pollo, papas pescado),

- No dejar nada en el plato,

- Comer rápido,

- Excederse en las comidas y bebidas durante invitaciones sociales o reuniones laborales.

"APROVECHÁ MACARIO QUE ESTO NO ES DIARIO".

- Consumo de refrescos altamente calóricos: bebidas gaseosas y bebidas empacadas (néctares, jugos comerciales, frescos naturales altamente azucarados y a veces con adición de sal),

- Comer mucho dulce y sal o productos altos en sodio como enlatados, embutidos (salchichas, jamones, mortadela, salami, entre otros) y productos industrializados como quesos procesados, salsa de tomate, salsas inglesas, sopas deshidratadas,

- Bajo consumo de vegetales y frutas naturales

- Bajo consumo de pescados y mariscos, semillas y nueces.

## FOMENTO DE HÁBITOS SALUDABLES EN LA NIÑEZ

Para fomentar alimentación saludable en los niños se recomienda creatividad, usar la imaginación:

- Presenta los platos de forma divertida, con colores variados para que les resulten atractivos y apetitosos.

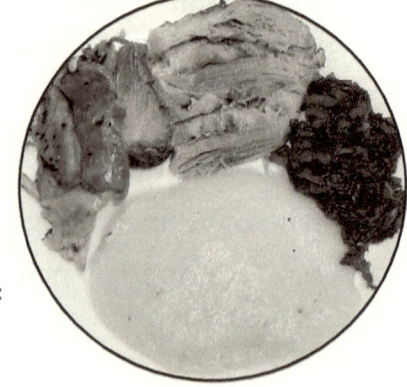

- Comienza el día con frutas o algún tipo de jugo de cítricos como naranja o mandarina, zanahoria con naranja, remolacha con limón, papaya con limón, etc...

- Guarda en la mochila jocotes, mangos, guayabas, banano, manzanas.

- Enséñales a comer frutos secos como maní, almendras, pistachos, semilla de marañón, nueces.

- Procura ofrecerles verduras variadas todos los días.

- Añade frutas y verduras en los platos de carne, como por ejemplo: chuletas de cerdo con puré de

manzanas, pollo con
naranja o con salsa
de tamarindo,
espaguetis con salsa
de tomate natural
o con hongos o
brócoli, arroz con
vegetales.

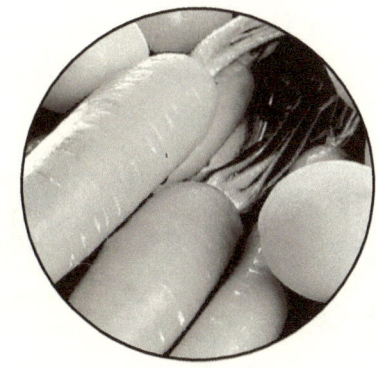

- Prepara postres como
torta de zanahoria, pastel
de manzana, limón, piña o papaya.

- Yogur con fresas, ciruelas o banano.

- Prepara huevos con vegetales,
con hongos, cebolla,
tomate, espinacas,
brócoli, etc...

- Prepara pizzas caseras
con vegetales, tomate
natural, hongos,
pimientos, cebolla.

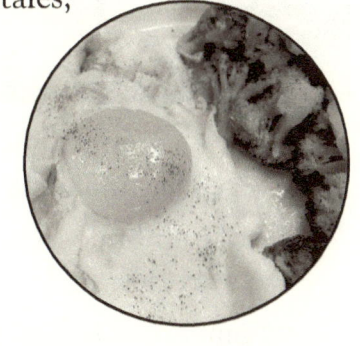

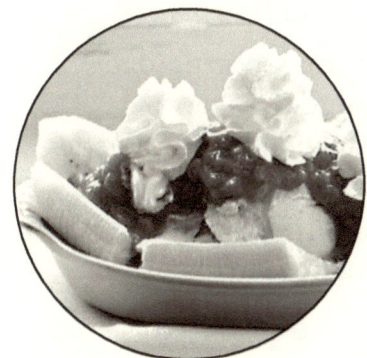

- Cuando coman algún
helado, agrega un poco de
fruta picadita, como fresas,
banano, mango, pasas o
papaya.

- Haz helados caseros de coco, ciruelas, nancites, guayaba, así se acostumbrarán a los sabores de las frutas.

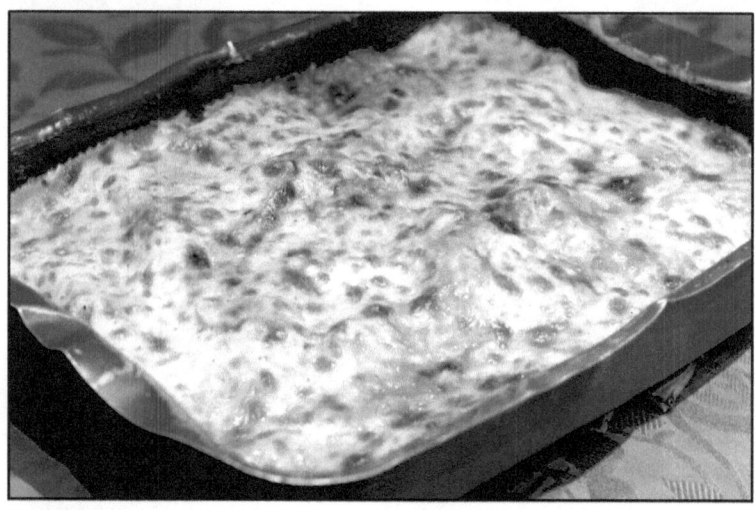

- Lasaña y canelones con carne o pollo mas vegetales finamente picados.

- Acostúmbralos a sabores más simples, menos azucarados.

- Fomenta el hábito de consumir agua.

- Las fiestas infantiles son una oportunidad para fomentar hábitos saludables tanto de alimentación como de actividad física. Puedes servir brochetitas de frutas, tortitas de carne con vegetales, helados con frutas naturales y planear distintos juegos para que los niños tengan movimiento.

38

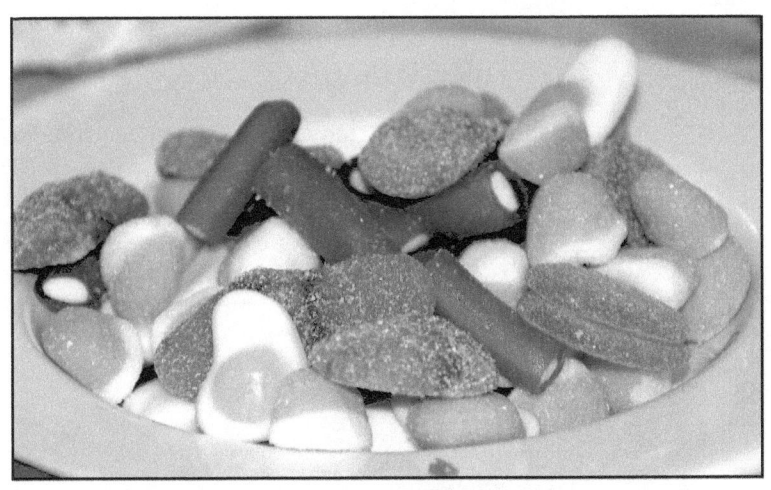

## Que alimentos se deben evitar:

- Dulces en exceso. Especialmente con colorantes.

- Bebidas gaseosas, gelatinas y jugos procesados.

- Alimentos altos en grasa, frituras, chips y comida chatarra.

- Mayonesa y salsa de tomate procesada en exceso.

- Alimentos comprados en la calle de procedencia y manipulación higiénica dudosa.

- Evita el exceso de azúcares y grasas como reposterías, galletas y postres.

- Evita sopas deshidratadas con pasta y pasta industrializada (en cajas) con salsa, comidas industrializada en general (cajas, latas como popularmente se conocen).

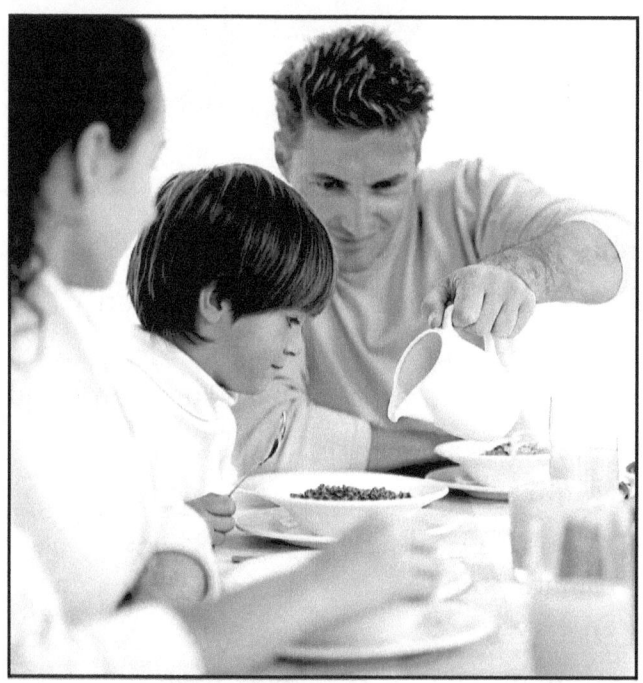

También es importante cuidar la forma de comer: despacio, masticar bien, aprender a detectar el mensaje de saciedad, evitar sentirse muy lleno, evitar el síndrome del plato limpio.

Establecer un lugar y un horario para alimentación. No es conveniente acostumbrar a los niños a que pueden comer a cualquier hora, si bien es cierto que las meriendas son necesarias, esto no significa comer sin horario, hay que establecer horario para la meriendas.De igual forma no es conveniente comer haciendo otras actividades simultáneamente como leer, ver la televisión o una película.

Un aspecto importante es enseñarles a los niños el valor de la alimentación adecuada y la actividad física a fin de fortalecer su confianza y autoestima tenerlos en un peso saludable para facilitarles el proceso de aceptación de la forma de su cuerpo. Se deben evitar comentarios peyorativos respecto al peso corporal ya sea hacia los adultos o hacia los niños.

Para fomentar la actividad física en los niños, nada mejor que realizar estas actividades en familia, es de beneficioso para todos. Esto no excluye que para los niños se puedan planificar actividades adicionales como participar en equipos deportivos, ir a nadar o aprender alguna disciplina de defensa personal. Se trata de promover y adoptar actividades familiares que los hagan moverse y disfrutar juntos.

## SUGERENCIAS PARA FOMENTAR LA ACTIVIDAD FISICA

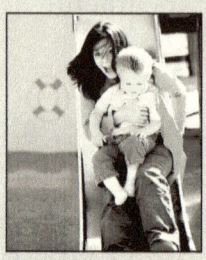 — Jugar en el jardin o en el parque: con la pelota, saltar en sacos o saltar la cuerda, elevar un cometa, correr para atrapar a alguien o para traer un objeto, andar en bicicleta.

— Caminar por el barrio o en el parque.

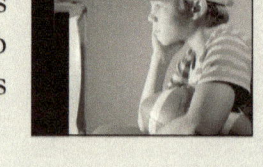 — Si no puede salir al aire libre quizas pueda bailar o hacer juegos que impliquen movimiento.

— Caminar en la playa.

— Levantarse para hacer las cosas por si mismo (autoservicio).

— Evitar más de 1 o 2 horas frente a la televisión, video juegos o entretenimientos con la computadora.

— Que ir al cine y salir a comer no sean las únicas actividades de diversión familiar.

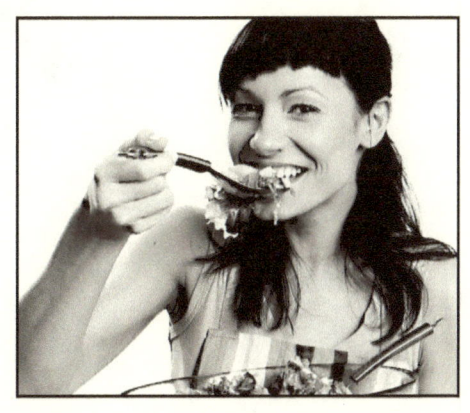

CAPÍTULO 2

# ¿Cómo funcionan
los nutrientes
en el cuerpo?

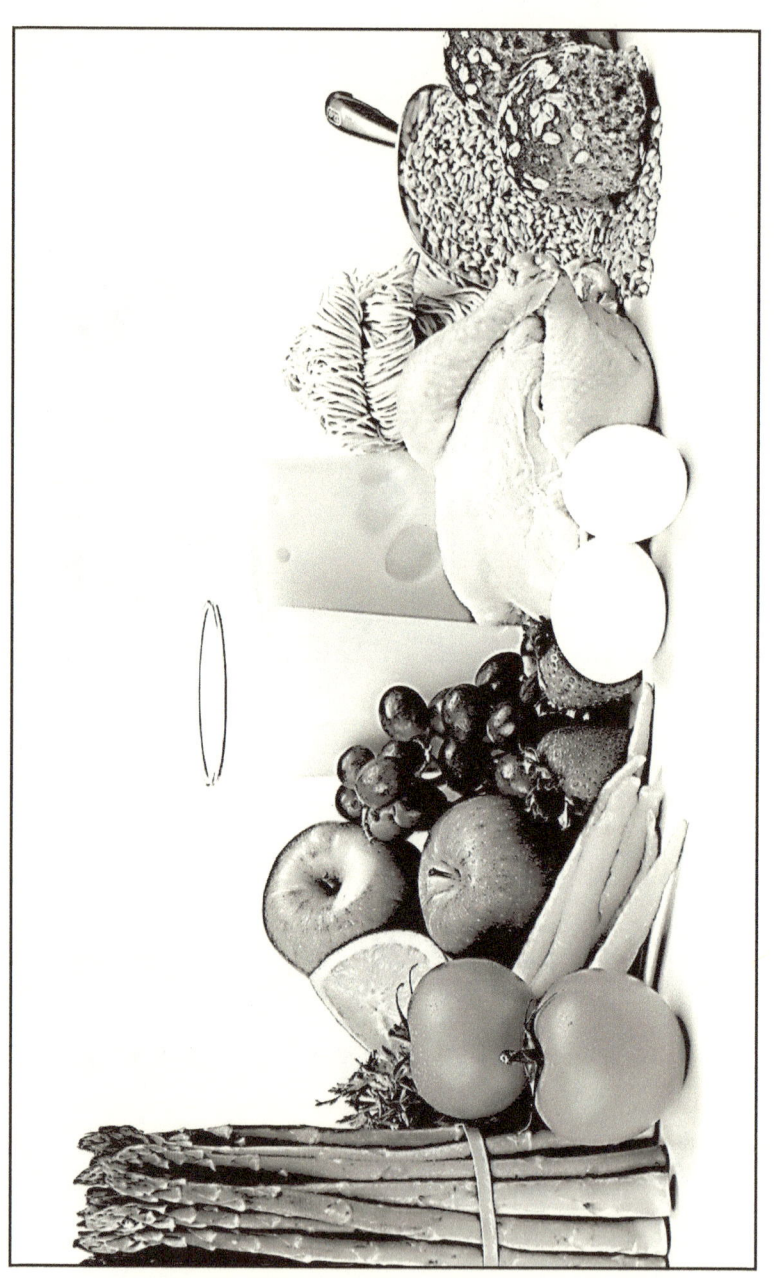

# SUSTANCIAS NUTRITIVAS

La vida del ser humano depende básicamente del aire, el agua y de los alimentos, acompañados del abrigo y el sueño.

Los alimentos proveen todas las sustancias y energía que el cuerpo necesita para funcionar, para el crecimiento, mantenimiento y reparación de los tejidos.

Estas sustancias reciben el nombre de nutrientes, cada una tiene una función principal y se agrupan de la siguiente manera:

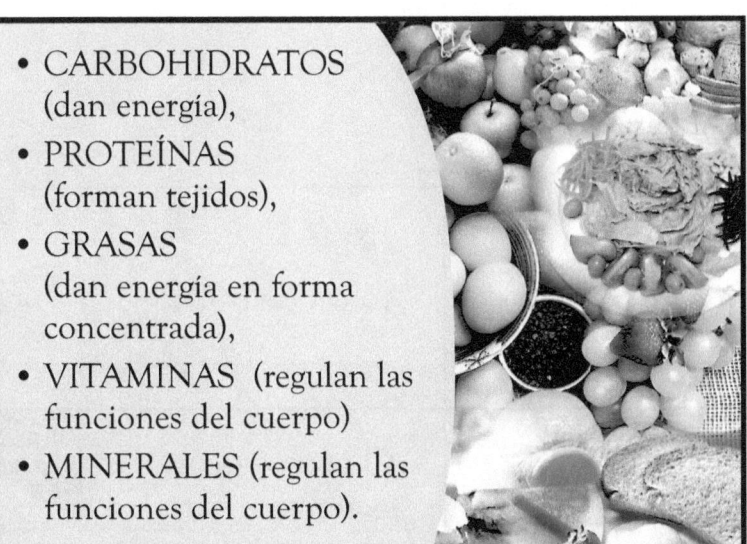

- CARBOHIDRATOS
  (dan energía),
- PROTEÍNAS
  (forman tejidos),
- GRASAS
  (dan energía en forma concentrada),
- VITAMINAS (regulan las funciones del cuerpo)
- MINERALES (regulan las funciones del cuerpo).

Todas las sustancias nutritivas se ayudan entre sí para lograr cumplir con su función principal.

# Nutrientes

## Carbohidratos

| | SE ENCUENTRAN EN: |
|---|---|
| **Simple** | Azucares refinados, dulces, gaseosas, azúcar de mesa. |
| | Azúcar de frutas. |
| **Complejos** | Alimentos ricos en almidón, yuca, papa, plátano, panes, cereales, leguminosas. |

| SON SALUDABLES | EFECTO |
|---|---|
| No | — Aumenta la secreción de la hormona insulina. <br> — Aumenta el apetito <br> — Estimula depósitos de grasas <br> — Ayudan en el desayuno a desarrollar serotonína cerebral. <br> — Eleva los trigliceridos en sangre. |
| Si | — Saciedad. |
| Si | |

# Nutrientes

## Proteinas

(Se transforman en masa muscular, energía y colaboran en mantener estables los niveles de glucosa en la sangre)

SE ENCUENTRAN EN:

| | |
|---|---|
| Animales | Leche, queso, carne, huevos, pescados y aves |
| Vegetales | Leguminosas, frijol, soya, mani, lentejas, avena |

| Son SALUDABLES | Efecto |
|---|---|
| Si, con medida porque contiene grasa saturada | — Proveen energía, vitaminas y minerales.<br>— Sentirse satisfecho en el día y evitan pérdida muscular.<br>— Ayudan sistema inmunológico, sistema hormonal, ayuda enzimas que regula las reacciones químicas, ayudan al transporte grasas y |
| Si, con medida porque en exceso engordan | Dan energía y saciedad Fibra |

# Nutrientes

## Fibra

No se digiere, no tiene valor nutricional ni energético

### SE ENCUENTRAN EN:

Frutas, vegetales, granos integrales

### SON SALUDABLES

Si

### EFECTO

Ayuda disgestión, salud estomacal e intestinal, proporciona saciedad, disminuye absorción de grasa

# Vitaminas y minerales

Solubles en agua y solubles en grasa

SE ENCUENTRAN EN:

Vegetales, frutas, leche, carne, cereales integrales

SON SALUDABLES

Si

EFECTO

— Tienen antioxidantes.
— Resistencia al colesterol malo.
— Fortalece el sistema inmune.
— Desintoxican el cuerpo.
— Regulan las funciones del cuerpo.

# Nutrientes

## Grasas

| | SE ENCUENTRAN EN: |
|---|---|
| **Saturadas** (Son sólidas a temperatura ambiente) | Tocino, mantequilla, crema, leche entera, alas y piel de pollo, chicharrones y grasa de cerdo. |
| **Insaturadas** Son líquidas a temp. ambiente) El cuerpo no los produce | Aguacate, aceite de olivo, canola, soya, maíz, ajonjolí, pescados azules. |
| **Trans** Son la transformación de aceite en grasas sólidas | Calentar en exceso el aceite reutilizar aceite, margarina, manteca. |

| Son saludables | Efecto |
|---|---|
| No en exceso | Sube el colesterol en la sangre |
| Si, y vitales | — Bajan el colesterol malo.<br>— Suben el colesterol bueno<br>— Evita la acumulación de placa en las arterias |
| No | — Sube el colesterol malo.<br>— Baja el colesterol bueno<br>— Formación de placas en arterias<br>— Fomenta la presencia de radicales libres en el cuerpo.<br>— Vuelve a las personas más propensas a infecciones, alergias, cáncer, etc... |

# COMER DE COLORES ES IMPORTANTE PARA PROTEGER LA SALUD

**AMARILLO - ROJO ANARANJADOS**

*Los alimentos de color amarillos-rojos-anaranjados:* TOMATE, PEREJIL, NARANJA, TORONJA ROSADA, ESPINACAS TOMATE, AJÍ O CHILE DULCE. *Están relacionados con la prevención de algunos tipos de cáncer, de afecciones pulmonares.*

*Los alimentos con pigmento azul, azul-rojo y violeta que se encuentran en* MANZANAS, CAIMITO, COYOLITO, PITAHAYA, BERENJENA, CEBOLLAS ROJAS Y AMARILLAS, BRÓCOLI, UVAS ROJAS, JUGO DE UVA, VINO TINTO, SOYA Y OTRAS LEGUMBRES *tienen propiedades que limitarían el desarrollo de cánceres dependientes de hormonas.*

**AZUL - ROJO VIOLETA**

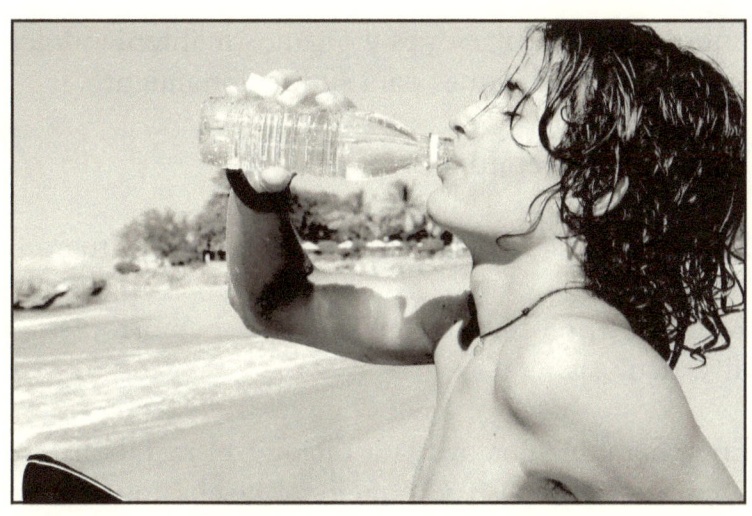

## AGUA

En el cuerpo no existe un depósito de agua; por lo tanto, las cantidades que se pierden cada 24 horas deben restituirse para conservar la salud y eficiencia.

Entre las principales funciones del agua en el cuerpo se puede mencionar que es base de los líquidos del cuerpo, de la sangre y el líquido linfático, de los jugos digestivos: saliva, jugo gástrico, jugo intestinal, de la orina y el sudor.

Es crucial en la función de la digestión, transportando nutrientes y energía a nuestros tejidos y células.

Elimina los productos tóxicos del metabolismo a través de la orina, y a través del sudor.

Lubrica las articulaciones y órganos manteniéndolos en buenas condiciones para su funcionamiento.

Regula la temperatura corporal.

Mantiene la piel joven y elástica, los músculos fuertes.

Ayuda a prevenir estreñimiento, hemorroides y diverticulosis.

En general el agua ayuda a mejorar el metabolismo, a controlar el peso y a mejorar la eliminación de desechos a través de la orina y el sudor.

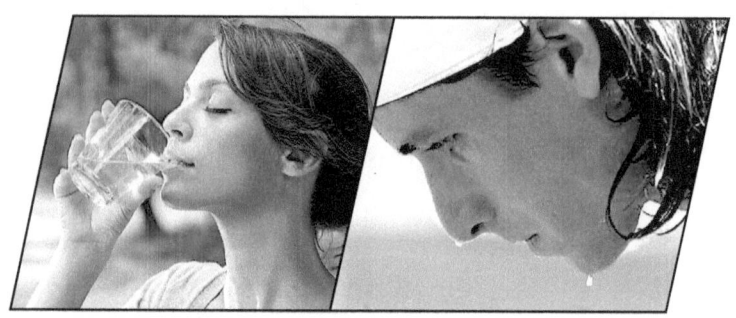

### ¿Cuántos vasos de agua debo tomar al día?

*Se recomienda un consumo diario para las mujeres de 8 a 10 vasos de agua de 8 onzas y para los hombres de 10 a 12 vasos de 8 onzas al día.*

## Pirámide de alimentación

La pirámide de alimentación es una buena guía para obtener un balance alimentario. Incluye todos los grupos de alimentación, indica cantidad, variedad y moderación.

La proporcionalidad se representa por el ancho de las franjas, las porciones de cada grupo se sugieren en medidas caseras de alimentos.

Incluye cinco grupos de alimentos y los aceites, puesto que para mantener una buena salud se necesita ingerir de todos los grupos con moderación y en relación a la actividad física que se realice.

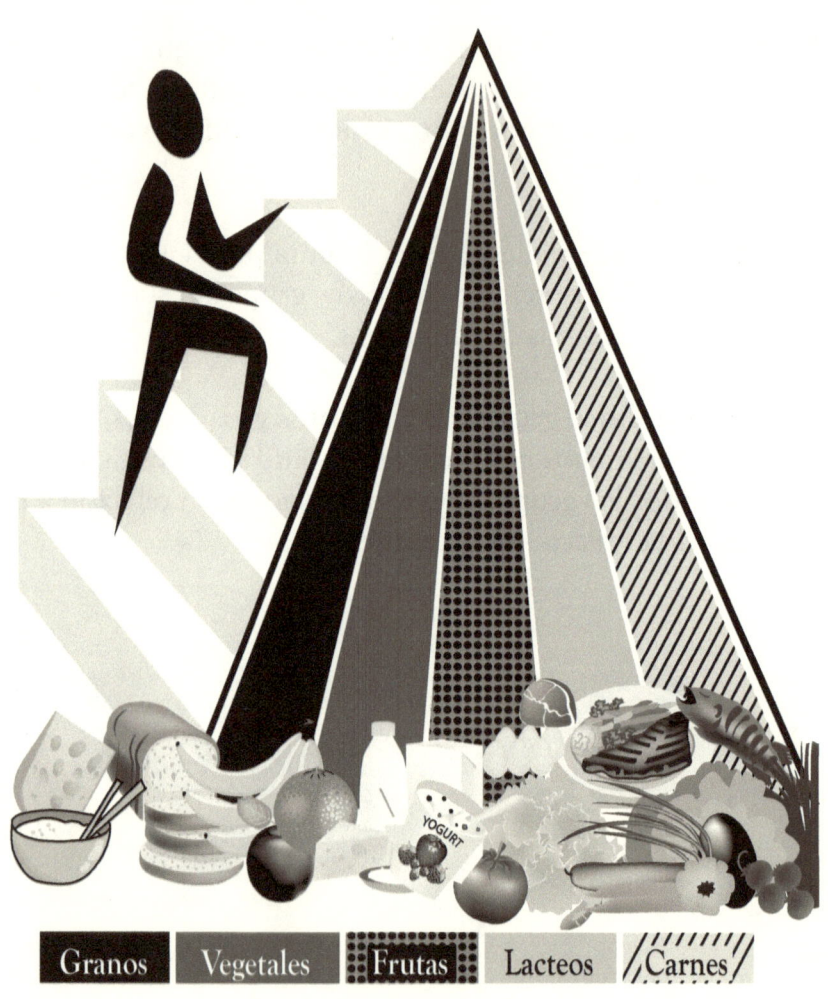

Granos | Vegetales | Frutas | Lacteos | Carnes

| GRANOS<br>Consuma la mitad en granos integrales | VERDURAS<br>Varíe las verduras | FRUTAS<br>Enfoque en las frutas | PRODUCTOS LÁCTEOS<br>Coma alimentos ricos en calcio | CARNES Y FRIJOLES<br>Escoja proteínas bajas en grasa |
|---|---|---|---|---|
| – Consuma al menos 3 onzas de cereales, panes, galletas, arroz o pasta provenientes de granos integrales todos los días<br><br>– Una onza es, aproximadamente, 1 rebanada de pan, 1 taza de cereales para el desayuno ó 1/2 taza de arroz, cereal o pasta cocidos. | – Consuma verduras de color verde oscuro como el brócoli, la espinaca y otras verduras de color verde oscuro.<br><br>– Consuma verduras de color naranja como zanahorias y ayote. | – Consuma una variedad de frutas.<br><br>– Frescas, congeladas, o secas.<br><br>– No tome mucha cantidad de jugo de frutas. | – Al elegir leche, opte por leche, yogur y otros productos lácteos descremados o bajos en contenidos graso.<br><br>– En caso de que no consuma o no pueda consumir leche, elija productos sin lactosa u otra fuente de calcio como alimentos y bebidas fortalecidos. | – Elija carnes y aves de bajo contenido graso o magras.<br><br>– Cocínelas al horno, a laparrilla o a la plancha.<br><br>– Varíe la rutina de proteínas que consume - consuma mayor cantidad de pescado, frijoles guisantes, nueces y semillas. |

En una dieta de 2,000 calorías, necesita consumir las siguientes cantidades de cada grupo de alimentos. Para consultar las cantidades correctas para usted, visite MyPyramide.gov.

| Coma 6 onzas cada día | Coma 2 1/2 tazas cada día | Coma 2 tazas cada día | Coma 3 tazas cada día Para niños edades 2-6, 2 tazas | Coma 5 1/2 onza cada día |
|---|---|---|---|---|

**Conozca los límites de las grasas, los azúcares y la sal (sodio)**

- Trate de que la mayor parte de su fuente de grasas provenga del pescado, las nueces y los aceites vegetales.

- Limite las grasas sólidas como la mantequilla, la margarina, la manteca vegetal y la manteca de cerdo, así como los alimentos que los contengan.

- Verifique las etiquetas de Datos Nutricionales para mantener bajo el nivel de grasas saturadas, grasas trans y sodio.

- Elija alimentos y bebidas con un nivel bajo de azúcares agregados. Los azúcares agregados aportan calorías con pocos o ningún nutriente.

**Encuentre el equilibrio entre lo que come y su actividad física**

Asegúrese de mantenerse dentro de sus necesidades calóricas diarias.

- Manténgase físicamente activo por lo menos durante 30 minutos la mayoría de los días de la semana.

- Es posible que necesite alrededor de 60 minutos diarios de actividad física para evitar subir de peso.

- Para mantener la pérdida de peso, se necesitan al menos entre 60 y 90 minutos diarios de actividad física.

- Los niños y adolescentes deberían estar físicamente activos durante 60 minutos todos los días o la mayoría de los días.

PEQUEÑOS CAMBIOS EN LA ALIMENTACIÓN Y LA ACTIVIDAD FÍSICA DE CADA DÍA, CONDUCEN AL CONTROL DEL PESO.

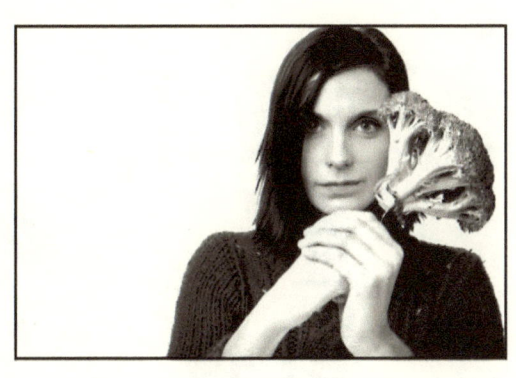

CAPÍTULO 3

# ¿Cómo asimila el cuerpo las sustancias nutritivas de los alimentos?

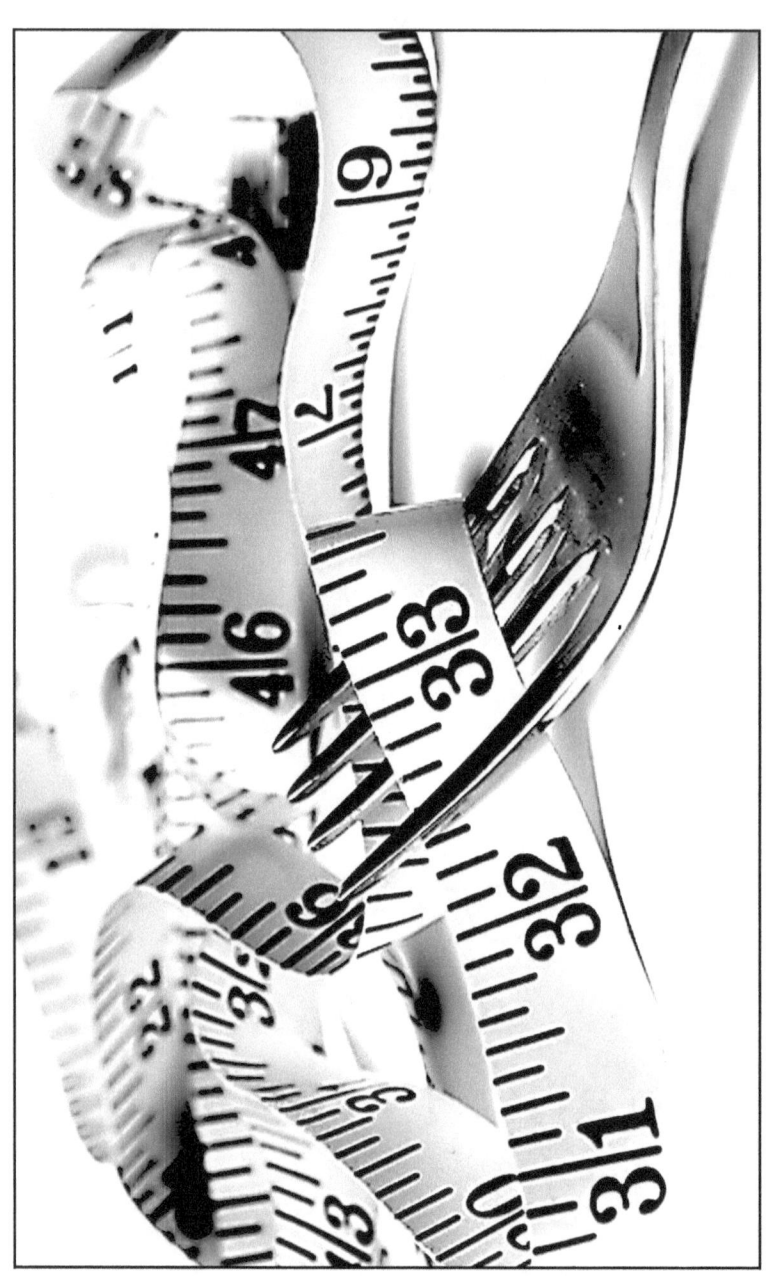

Para usar las sustancias nutritivas contenidas en los alimentos, el cuerpo necesita transformar los alimentos a elementos más pequeños. Así, los componentes más pequeños de las proteínas son los aminoácidos, de las grasas los ácidos grasos y de los carbohidratos la glucosa.

# DIGESTIÓN

## LA DIGESTIÓN ES UN PROCESO:

*Comienza en la boca con la masticación.* Esta fase es la única fase del proceso que puede manejarse a voluntad, se puede masticar rápido o despacio.

*La masticación adecuada* (triturar muy bien los alimentos) es necesaria para que el resto del proceso de digestión se haga fácil y correctamente.

*La digestión química* ocurre con la participación de sustancias específicas para cada tipo de nutriente. Por ejemplo, la saliva actúa para digerir los carbohidratos: cereales, almidones, galletas, panes, arroz, papas, quequisque, malanga, plátano, entre otros. Suaviza, mezcla y hace el bolo alimenticio.

> **MASTICAR SUFICIENTE LOS ALIMENTOS AYUDA A TENER BUENA DIGESTIÓN**

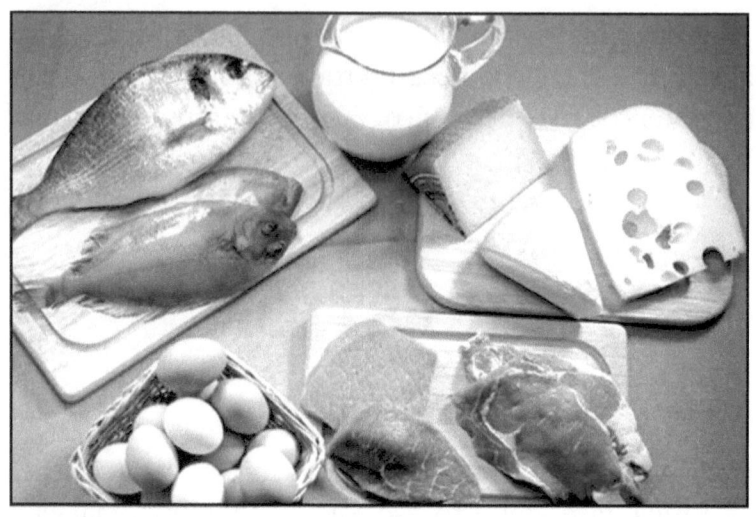

Al llegar al estómago, el jugo gástrico que contiene ácido clorhídrico facilita la digestión de las proteínas (leche, queso, carne, pollo, pescado y huevos) y se detiene un poco la digestión de los carbohidratos, debido a la acción del jugo gástrico.

En el estómago, los carbohidratos que están esperando que se realice la digestión de proteínas para continuar su proceso digestivo en el intestino, pueden fermentarse fácilmente si la persona ha consumido mezclas inadecuadas de alimentos, exceso de alimentos o comidas muy condimentadas y grasosas, obtiene como resultado:

- Mala digestión,
- Acidez gástrica y reflujo,
- Sensación de llenura,

- Gases,

- Incomodidad (flatulencia, dispepsia).

En el estómago se inicia la digestión química de grasas. Después de unas horas el alimento pasa al intestino delgado y ahí con ayuda de los jugos del intestino y del páncreas se termina de realizar la digestión de los carbohidratos, las proteínas y las grasas quedando listas para absorberse y ser utilizadas por el cuerpo.

Normalmente, el estómago tarda en vaciarse entre 1 y 4 horas dependiendo del tipo de alimentos que se ingieran: Los carbohidratos son los que salen con mayor rapidez, seguidos por las proteínas y, por último, las grasas. Por esta razón dan sensación de saciedad.

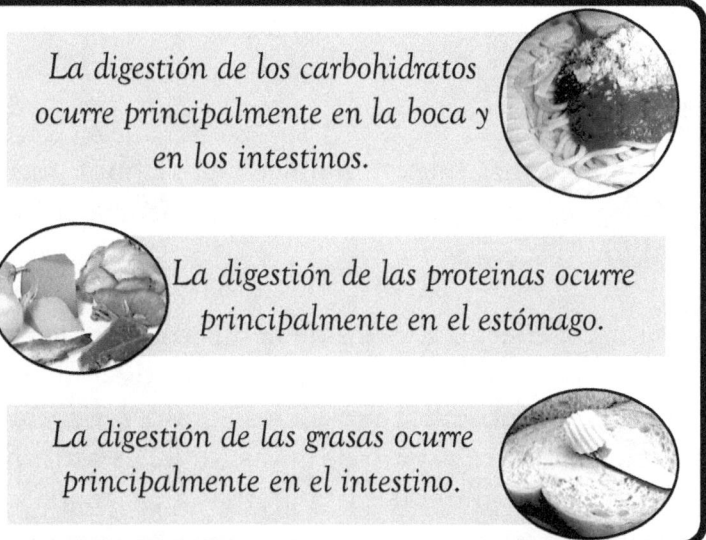

La digestión de los carbohidratos ocurre principalmente en la boca y en los intestinos.

La digestión de las proteinas ocurre principalmente en el estómago.

La digestión de las grasas ocurre principalmente en el intestino.

Todo el proceso digestivo está regulado por el sistema nervioso y por distintas hormonas específicas.

La temperatura, textura y el sabor de los alimentos se procesan de tal manera que el sistema nervioso central puede adecuar las secreciones de todos los órganos implicados en la digestión a las características concretas de cada alimento.

Para ejemplificar, imagine que está exprimiendo un limón en su boca... ¿Qué siente?

¿Un incremento en su salivación?
Popularmente se dice "se me hizo agua la boca".

El estado emocional influye en el proceso digestivo a través del sistema nervioso. A mayor tensión puede haber mayor secreción de jugos gástricos.

## ABSORCIÓN

El agua, algunas sales minerales y el alcohol pueden absorberse directamente sin que ocurra ningún cambio.

Cuando el cuerpo a través de la digestión ha logrado obtener las partes más pequeñas de los alimentos: glucosa, aminoácidos y ácidos grasos, ocurre la absorción, que es el paso de esas sustancias nutritivas, del agua, sales minerales y vitaminas a la sangre.

Las distintas sustancias que transporta la sangre se reparten por la red de pequeños capilares hasta llegar a cada tejido del cuerpo humano.

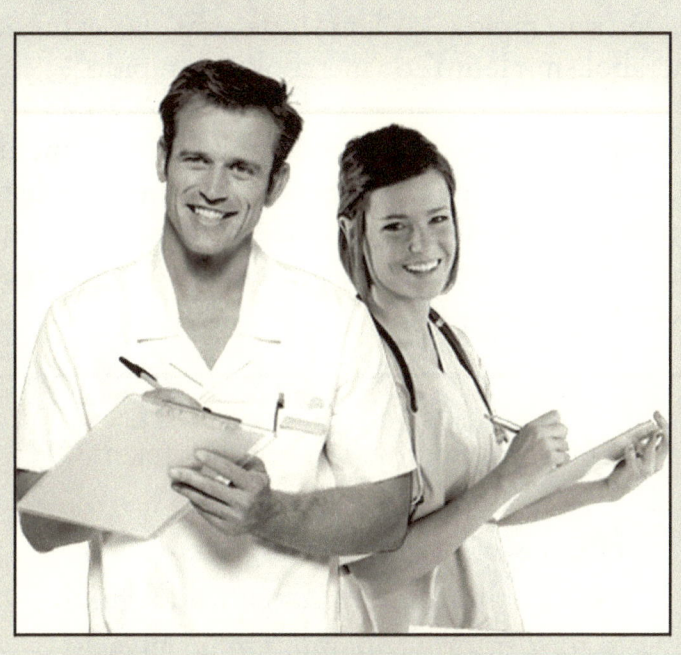

No todos los alimentos que se consumen son asimilados por el organismo, LOS NO ASIMILABLES PASAN AL INTESTINO GRUESO donde son descompuestos por muchas bacterias y eliminados por medio de la defecación.

## Metabolismo

La palabra metabolismo se utiliza para referirse a la conversión que el cuerpo hace de los alimentos para usar la energía que éstos proveen. Esta conversión puede ser rápida o lenta, de ahí la expresión "metabolismo lento" o "metabolismo rápido".

La persona con metabolismo lento tiende a aumentar de peso fácilmente y viceversa, la de metabolismo rápido controla su peso con más facilidad puesto que esto tiene relación directa con el gasto de calorías o energía.

> *El organismo funciona continuamente y necesita energía para todos sus procesos involuntarios: respirar, dormir, descansar, circulación sanguínea, regular la temperatura corporal, formar nuevos tejidos, digerir y absorber alimentos, excretar los residuos*

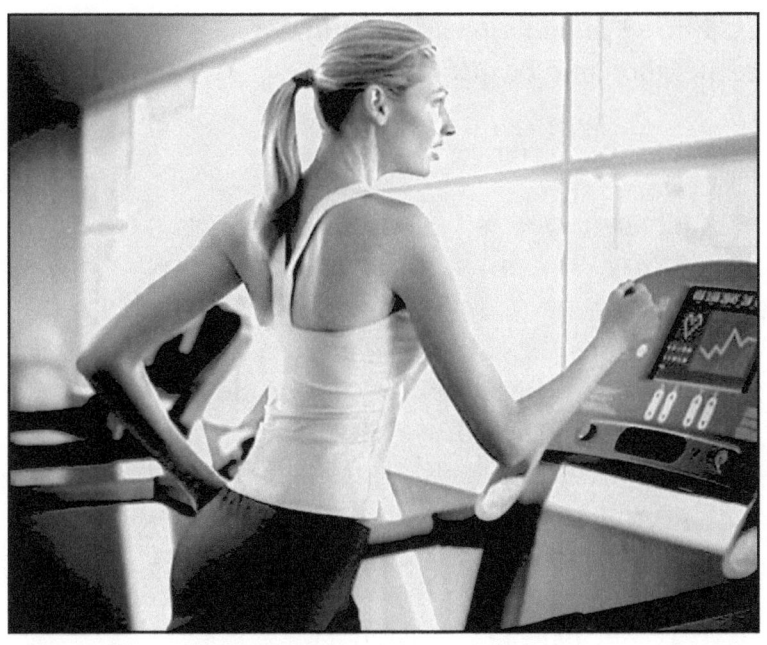

EL METABOLISMO BASAL se refiere a la cantidad de energía requerida por el cuerpo cuando está en reposo para sus funciones básicas.

El metabolismo basal se expresa en cantidad de energía y representa alrededor del 70 por ciento de las necesidades de energía del cuerpo. Está influenciado por el sexo, la edad, el estado fisiológico (embarazo por ejemplo) y la cantidad de músculos presentes en el cuerpo.

El 30 por ciento restante de la energía a consumir en el día corresponde al gasto por actividad física, a mayor actividad física se requiere mayor cantidad de energía.

## ¿Cómo se puede alterar o modificar el metabolismo basal?

BÁSICAMENTE DE DOS FORMAS:

1. COMIENDO MÁS, ES DECIR CONSUMIENDO UN MAYOR VOLUMEN DE ALIMENTOS CON BAJO APORTE DE CALORÍAS. Por ejemplo muchos vegetales sin almidón y frutas. Cuando se disminuye mucho el consumo de alimentos, el cuerpo disminuye el gasto de energía del metabolismo basal para ahorrar energía, porque la ingestión de alimentos manda una señal al organismo de que hay escasez y esto se convierte en una orden de almacenar o retener para la subsistencia.

2. AUMENTANDO LA MASA MUSCULAR. La otra forma es incrementar la actividad física, la que a su vez incrementa la masa muscular. Los músculos necesitan energía aunque estén en reposo, la grasa que se almacena en el cuerpo no necesita gastar energía.

Aumentar el volumen de alimentos de bajo nivel calórico y aumentar la masa muscular a través de actividad física es la manera más sana y recomendable.

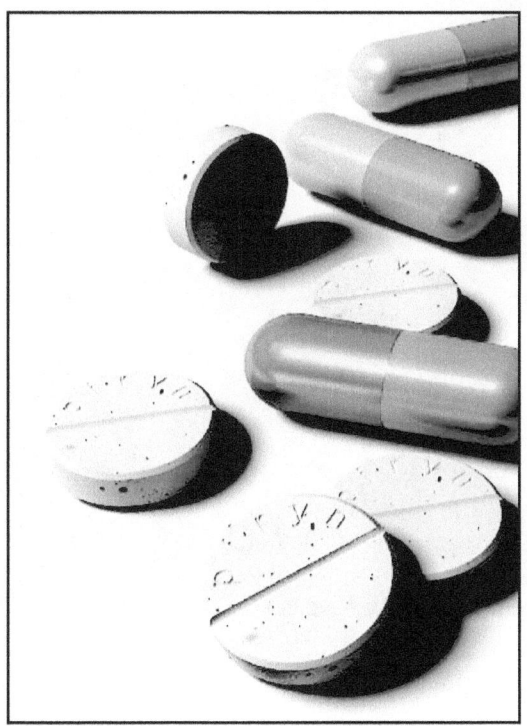

Tomar pastillas que aceleren el metabolismo puede ser peligroso para el sistema nervioso central, puede alterar el sueño y la presión arterial, entre otros, además es temporal, cuando deje de tomar pastillas el efecto termina y aparece la reacción de rebote que le hará incrementar por lo menos un 30 porciento más del peso que tenía antes de tomar las pastillas.

## Excreción

La excreción es el último proceso de la función de nutrición, es tan importante como todos los anteriores.

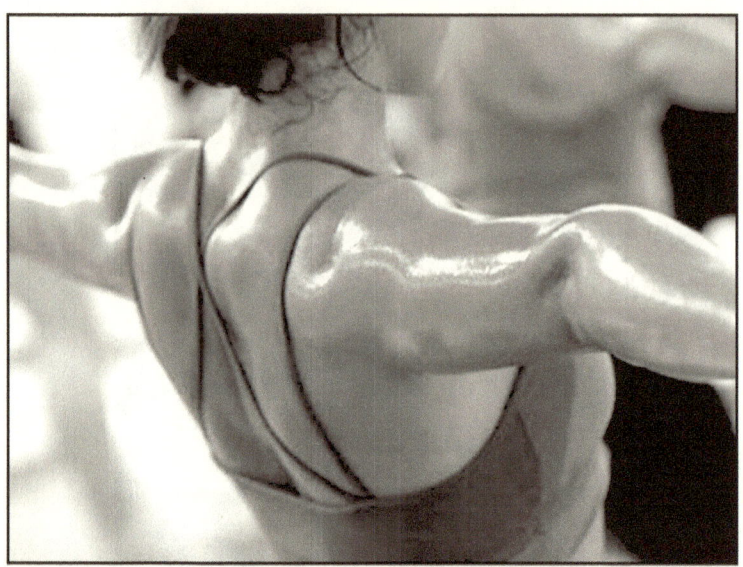

El cuerpo desecha los productos que no utiliza y otras sustancias producto del metabolismo de los nutrientes, a través del intestino en forma de heces, a través de los riñones en forma de orina, a través de la piel en forma de sudor/transpiración y a través de los pulmones en forma de dióxido de carbono.

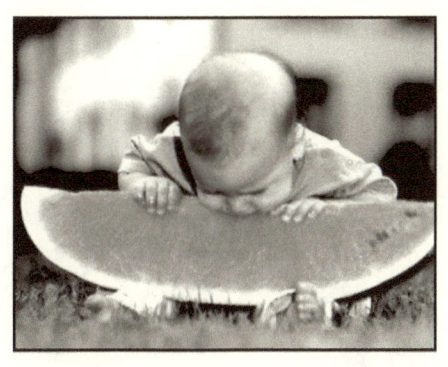

CAPÍTULO 4

# ¿Cómo regular el hambre y la saciedad?

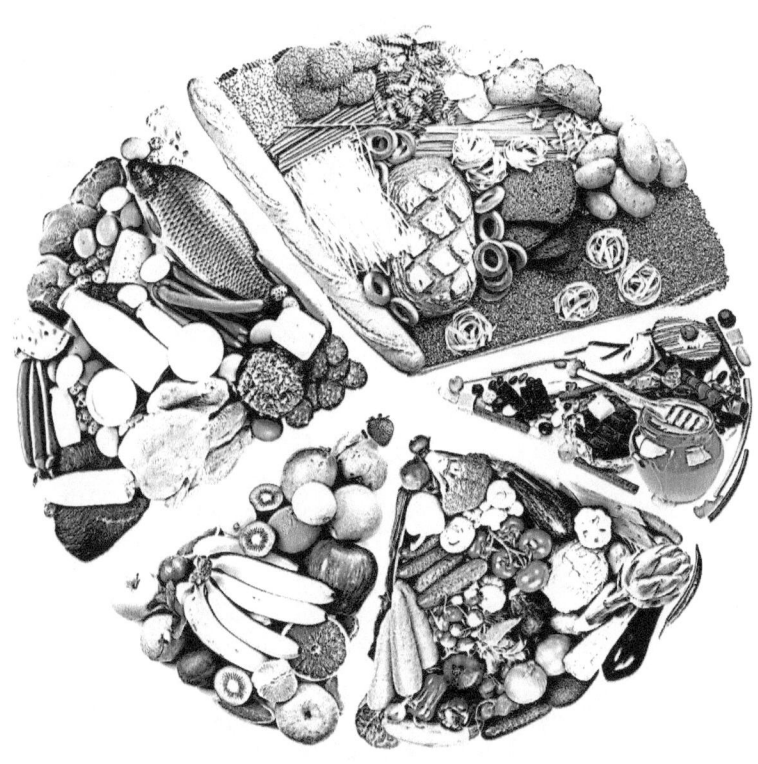

# MECANISMO
## DE HAMBRE Y SACIEDAD

Regular el hambre es un proceso muy complejo en el que intervienen:

- El cerebro,
- Los sentidos,
- El sistema nervioso periférico,
- Los órganos de la digestión (estómago, intestino y páncreas),
- Algunos neurotransmisores, hormonas (serotonina y dopamina) y nutrientes.

Además están relacionados con otros factores como:

- La ingesta calórica,
- Composición de los alimentos,
- Estilo de vida, la práctica de ejercicio y las emociones.

Un aspecto relevante para el bienestar de las personas es la saciedad. En el caso de la persona obesa, cobra mayor importancia para la reducción de peso:

### 'SACIEDAD PARA LA OBESIDAD' (OMS)

Por supuesto esa saciedad debe buscarse mediante una alimentación sana para obtener el resultado deseado en reducción y mantenimiento del peso corporal.

## *¿Qué es el hambre?*

Es una necesidad fisiológica que promueve comer para llenar las necesidades energéticas del cuerpo humano. Se manifiesta con leves contracciones y ruidos en el estómago, sensación de vacío, dolor de cabeza, mareos, irritabilidad o agresividad si no se satisface.

Es un mecanismo de supervivencia que alerta al organismo cuando existe una necesidad de consumir alimentos. Aunque no siempre el hambre se calma con los alimentos que aportan sustancias nutritivas.

## CON BUENA HAMBRE NO HAY MAL PAN.

Muchas veces, las personas desatienden el mensaje de hambre, por distintas razones, por terminar un trabajo o por regular el peso, entre otros.

En vez de atenderlo, continúan trabajando, manejando, leyendo, o peor aún, tratan de engañarlo fumando, tomando café, refrescos, galletas o chips.

## *¿Qué es apetito?*

Es el deseo de comer alimentos específicos, comer por placer, comúnmente se llama antojos. En el apetito están involucrados el sentido del gusto, el olfato, recuerdos, experiencias personales y presentación de los alimentos.

Hambre y apetito son utilizados como sinónimos.

## ¿Qué es saciedad?

Es una sensación de satisfacción después de comer que provoca placer, es una situación de plenitud, un momento en el que se disfrutan al máximo los sabores, olores y texturas.

Muchas veces se anula el mensaje de saciedad por comer rápido, por gula, alteraciones emocionales o simplemente por cultura. Como resultado la persona puede caer en consumir excesivamente alimentos, falta de energía, irritabilidad, alteraciones del metabolismo.

Estas costumbres hacen que se pierda la capacidad de detectar cuando se está satisfecho y conducen a la obesidad y al sobrepeso.

El mecanismo del  hambre y saciedad esta regulado por una pequeña glándula  ubicada en el cerebro llamada Hipotálamo, y en ella se encuentran divididos el centro del hambre y el centro de la saciedad, cada una de estas zonas está programada para recibir los mensajes correspondientes de hambre y de saciedad. Distintos factores influyen en ese mecanismo tales como:

- Nivel de azúcar en la sangre,
- Índice glicémico,
- Ayuno,
- Neurotransmisores,

# Nivel de azúcar en la sangre

| Niveles | Sensación | ¿Qué aumenta el nivel? | Consecuencias de un nivel inadecuado |
|---|---|---|---|
| Adecuado entre 89 y 120 mg/dl | No hay hambre | – Carbohidra-tos refinados<br>– Azucares<br>– Harinas<br>– Comidas chatarra | – Se agranda el estómago y aumenta la necesidad de insulina para metabolizar y almacenar esta azúcar<br>– Se almacena más glucosa y glucógeno del necesario en forma de grasa.<br>– Eventualmente el pancreas se agota, deja de producir insulina, elevando el azúcar y produciendo hiperglicemia o diabetes tipo 2. |
| Arriba del rango | Libera insulina | | |
| Abajo del rango | Da hambre | | |

- Estrés,
- Cortisol,
- Insomnio,
- Distensión del estómago e intestino,
- Leptina,

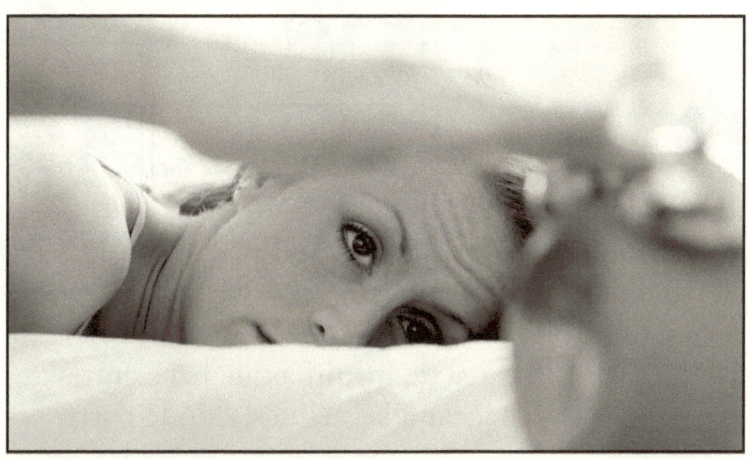

## Ciclo del hambre

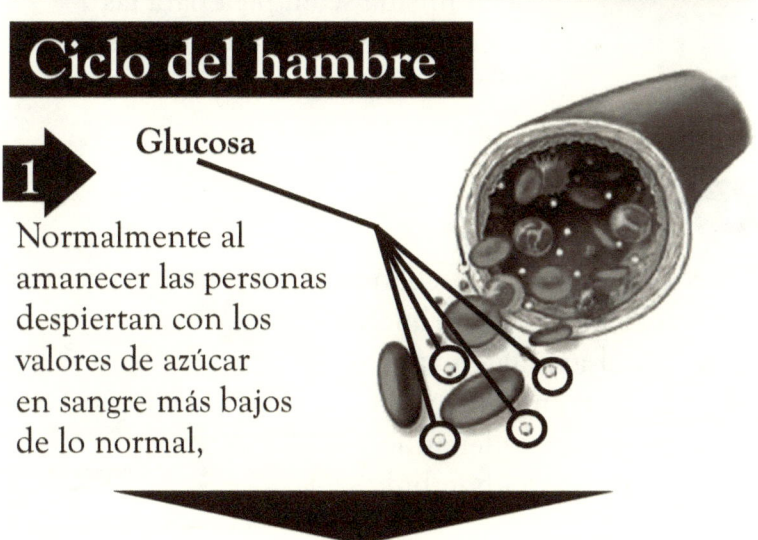

**Glucosa**

**1**

Normalmente al amanecer las personas despiertan con los valores de azúcar en sangre más bajos de lo normal,

79

30 minutos después de ingerir el desayuno

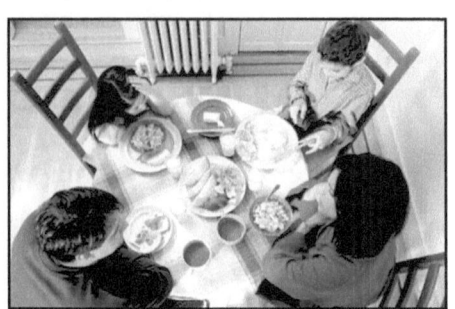

Esos valores se elevan superando el nivel máximo

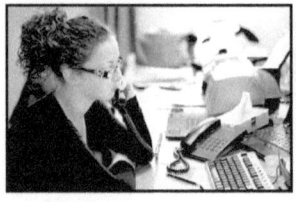 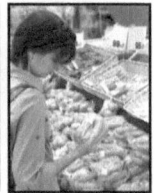

tolerable, por lo que se produce una descarga de insulina que hace entrar el azúcar a las células, donde parte de la misma se emplea para las necesidades energéticas inmediatas, y el resto se almacena como grasa.

Aproximadamente cuatro horas después de esa primera comida, el azúcar en sangre alcanza nuevamente valores mínimos, desencadenándose el mecanismo del hambre.

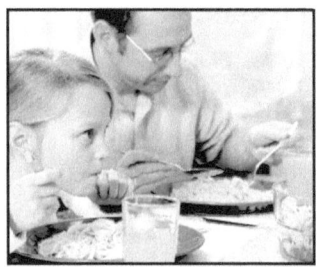

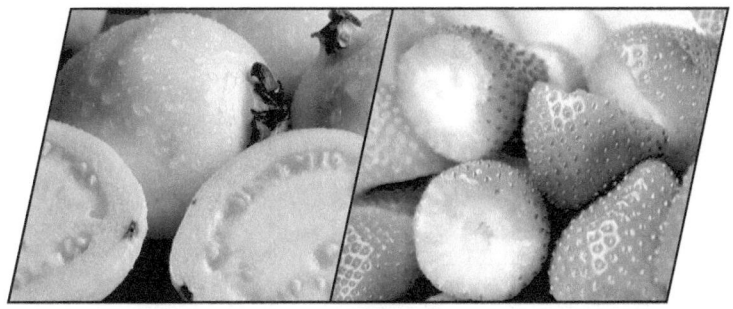

Este es un ciclo que se repite a intervalos similares a lo largo del día. Por lo tanto, para no permitir que los descensos y picos de los niveles de azúcar sean tan pronunciados es conveniente ingerir pequeñas cantidades de alimentos cada 4 horas (frutas altas en fibra como jocotes, fresas, guayabas, manzanas).

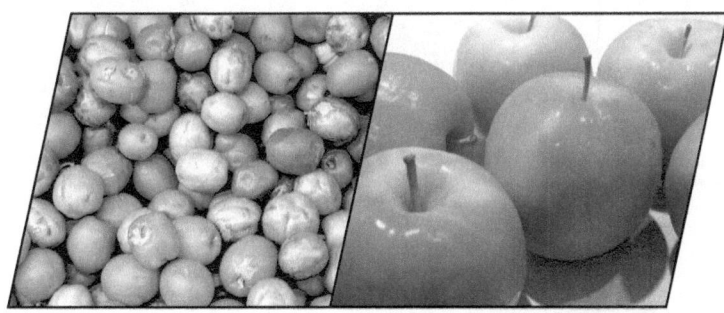

En los diabéticos los niveles de insulina están constantemente bajos, por lo que la glucosa no puede ser utilizada ni almacenada, los niveles de glucosa suben en la sangre, y también es eliminada en la orina. Los diabéticos tienen hambre frecuentemente si no están bien controlados.

# Indice glicémico

(Mide el impacto que tiene un alimento en elevar el indice de azúcar en la sangre)

| Alimentos | ¿Qué provocan? |
|---|---|
| Con mayor índice glicémico Arroz y pan blancos, harina refinada, galletas, postres, reposteria, etc... | Sube el nivel de azucar en la sangre mucho y muy rápido, que desciende rápidos provocando hambre |
| Con menor índice glicémico Avena, pan, arroz y pastas integrales, frutas naturales, vegetales | Elevan leve y sostenidamente el nivel de azucar en la sangre, provocando una sensación de saciedad por más tiempo. |

Si el índice glicémico no se controla, la sensación de hambre y ansiedad por comer que padecen muchas personas con sobrepeso y obesidad, aumenta.

> *Para controlar la sensacion de hambre, tener mas energia durante el dia y mientras hace actividad fisica le conviene comer alimentos de bajo indice glicémico como frutas, avena integral, pastas integrales...*

# AYUNO

### EL DESAYUNO ROMPE EL AYUNO.

El cuerpo está preparado para funcionar con glucosa como energía, después de las horas de sueño el cuerpo debe obtener glucosa de los alimentos del desayuno.

### HAY QUE DESAYUNAR COMO REY, ALMORZAR COMO PRINCIPE Y CENAR COMO MENDIGO.

Si la persona desayuna aumenta su nivel de energía, su rendimiento en las actividades diarias es mejor y puede controlar su peso más fácilmente ya que por la mañana el organismo es más sensible a la acción de la insulina lo cual permite que la glucosa obtenida de los alimentos sea utilizada como energía y no almacenada como reserva de grasa.

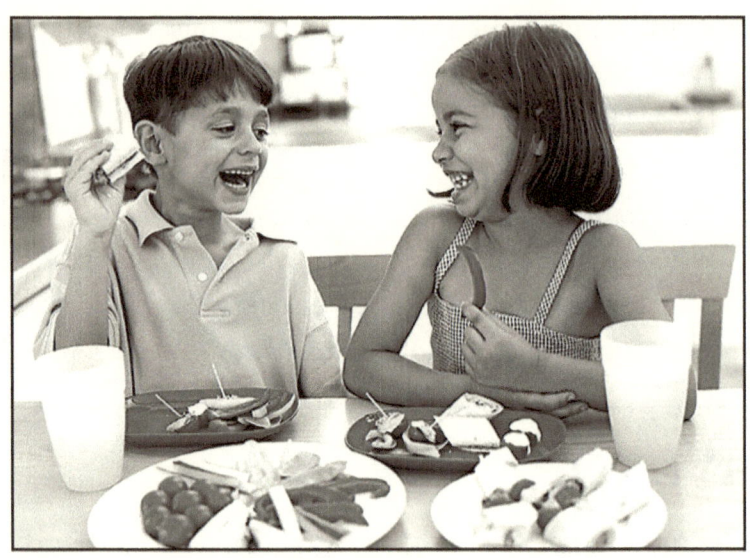

Las hormonas del cuerpo tienen un ciclo diferente en la mañana y en la noche. En las mañanas prevalecen las hormonas que convierten los alimentos en energía disponible y regeneran la masa muscular. El cortisol actúa sobre las proteínas y la insulina actúa sobre los carbohidratos convirtiéndolos en energía.

Por eso las proteínas (leche, yogur, quesos descremados, atún, huevos, entre otros) se transforman en masa muscular, en energía y colaboran con el 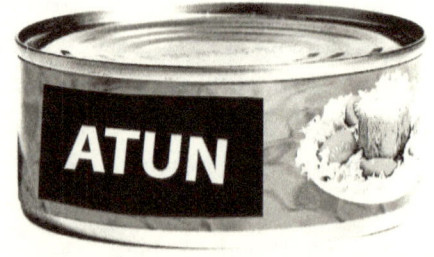 mantenimiento constante de los niveles de glucosa en sangre durante muchas horas. Esto evita la sensación de hambre a lo largo del día y la pérdida de los músculos del cuerpo.

De igual forma, siendo la insulina más eficiente por las mañanas, el mejor momento para consumir carbohidratos complejos y ricos en fibra, combinados con proteínas, es por la mañana.

Si no se desayuna, no se utilizará la reserva de grasa porque la hormona que participa en esta actividad se eleva durante la noche.

El organismo responde menos a la acción de la insulina en horas de la noche, razón por la cual cuando se consumen azúcares y harinas refinadas de noche la insulina tiende a elevarse mucho más y como no es eficiente para cumplir su función de llevar esa glucosa al músculo para producción de energía, la desvía hacia reserva de grasa con la consecuente:

- Elevación de triglicéridos,
- Disminución de HDL,
- Elevación de colesterol,
- Incremento del riesgo de ateroesclerosis e hipertensión,
- Agotamiento del mecanismo de secreción de insulina hasta llegar a diabetes tipo 2.

# Ayuno

| Tiempo | Proceso corporal | Consecuencias |
|---|---|---|
| 1 Hora después de levantarse | Se activa un sistema auxiliar que usa cortisol para desdoblar proteinas de los musculos y volverlas glucosa | — Se pierde tonicidad muscular y juventud en vez de grasa acumulada<br>— Se pierde proteinas corporales. |
| Más de 1 hora después de levantarse | Se activa un segundo sistema auxiliar que usa cortisona para destruir las proteinas musculares y colágeno de la piel para producir glucosa. | — Se deterioran los ligamentos y huesos la persona adquiere aspecto de enferma y cansada. |

*La falta de desayuno o un desayuno pobre en sustancias nutritivas (como un refresco y galletas o un café y galletas) produce grandes oscilaciones en la glucosa sanguínea y en los mecanismos autoreguladores del cuerpo, alteraciones metabólicas que perpetuán el sobrepeso y la obesidad.*

| Serotonina | | | |
|---|---|---|---|
| (Es un neurotransmisor central) | | | |
| Influye en | Efecto | Ciclo | Sensación |
| El humor, ansiedad, sueño, dolor, conducta alimentaria y sexual. | Antidepresivos y sedante | MAÑANA empieza en nivel alto y disminuye su secreción durante el día | Falta de deseos de comer en la mañana |
| | | TARDE, al final del día alcanza su nivel mas bajo y sube de nuevo en la noche. | Provoca deseos de consumir adictivamente dulces, chocolates, repostería, harina. |

Algunas personas, sobre todo las obesas, que rechazan el desayuno probablemente tengan niveles elevados de serotonina en las mañanas y refieren que al atardecer se sienten tristes, cansadas y para reanimarse sienten ese deseo adictivo hacia las harinas refinadas y dulces.

## BARRIGA LLENA CORAZÓN CONTENTO

La dopamina es otra sustancia neurotransmisora. Es la que regula la cantidad de placer que recibimos al ingerir alimentos, sobre todo si son agradables al gusto y al olfato.

Algunos estudios han tratado de demostrar que los obesos tienen dificultades con captar esta sustancia y eso los induce a incrementar su consumo de alimentos en búsqueda de la satisfacción y placer. Esto explica la teoría de la adicción a los alimentos (SÍNDROME POR DEFICIENTE SATISFACCIÓN).

## ESTRÉS Y CORTISOL

*Existe otro factor ligado al hambre, EL ESTRÉS, ya que en muchos casos aumenta la necesidad de comer sin darse mucha cuenta de qué y cuánto se ingiere.*

El estrés es una reacción de nuestro cuerpo a determinadas situaciones, cualquier amenaza real o imaginaria, temor, angustia, o presiones de la vida cotidiana, trabajo, familia, estudios, entre otros, causan una reacción de estrés. Esta situación provoca que las glándulas suprarenales secreten la hormona cortisol, también conocida como hormona del estres. Las células del organismo se ven afectadas por esta situación y el organismo tarda algún tiempo en recobrar su orden interno. La vida moderna ha llevado a muchas  personas a vivir una situación constante de estrés. Muchas veces éstas no logran distinguir si están estresadas o no y el estrés se vuelve una situación crónica en su vida.

| | ¿Para que sirve? | ¿Cómo lo hace? | Consecuencia de un constante nivel alto de Cortisol | Riesgos |
|---|---|---|---|---|
| **Cortisol** (Llamada hormona del estrés) | – Es vital para el sistema interno de alarma.<br><br>– Prepara al cuerpo para huir o luchar. | – Aumenta los niveles de glucosa en la sangre para tener energía<br><br>– Aumenta la presión arterial. | La glucosa no utilizada se almacena en forma de grasa en la cintura.<br><br>– Constante aumento de la presión arterial.<br><br>– Provoca insomnio o sueño poco profundo. | Riesgo cardiovascular (infarto, derrames, etc.), hipertensión, sobrepeso, obesidad, no se puede pensar claramente, reduce la capacidad de defensa del sistema inmunológico |

Esta es la razón por la que se cree que hay un nexo muy importante entre estrés y obesidad, se sabe que en la mayoría de las personas las situaciones de angustia causan irrefrenables deseos de comer.

El cortisol prácticamente afecta todos los órganos internos del cuerpo. Por esta razón se cree que el estrés está relacionado con casi todas las enfermedades, incluyendo el cáncer.

En estudios realizados se ha comprobado que en condiciones de estrés, los niveles de cortisol suben drásticamente y permanecen en el cuerpo durante varias horas después del incidente que lo dispara, es decir que su efecto es duradero, pero cuando se hace ejercicio moderado, el organismo elimina grandes cantidades de cortisol a través del hígado, eso hace que el estado de alarma dure mucho menos tiempo.

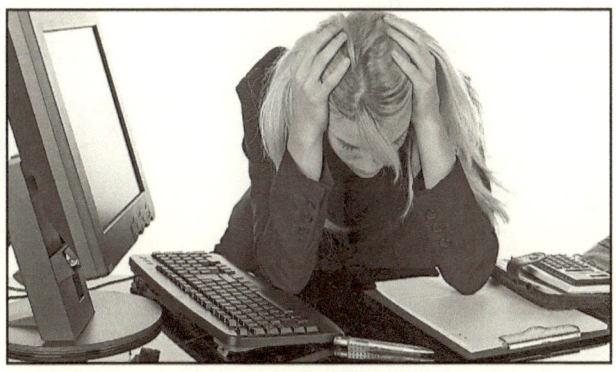

## EL CORTISOL INDUCE AL INSOMNIO O SUEÑO POCO PROFUNDO

La persona que sufre de insomnio manifiesta cansancio

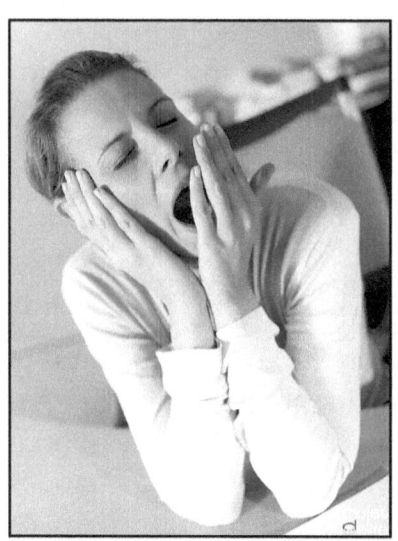

por la mañana tanto a nivel físico como orgánico y tiende a consumir sustancias estimulantes como tabaco, café o bebidas a base de colas, bebidas energizantes, o galletas refinadas y otros chips, como un medio para disminuir la fatiga y el sueño provocado por las continuas noches de desvelo.

LA DISTENSIÓN DEL ESTÓMAGO
E INTESTINOS ENVÍA UN MENSAJE DE SACIEDAD
O LLENURA AL CEREBRO

## DE GRANDES CENAS ESTÁN LAS SEPULTURAS LLENAS

Actualmente se sabe que la obesidad también contrarresta la acción de la leptina, una hormona producida por las células grasas que le indica al hipotálamo cuánta energía ha almacenado el cuerpo.

La leptina debería actuar como un freno para evitar comer demasiado, algo que sí ocurre en las personas de peso normal. La mayoría de las personas obesas tiene un exceso de leptina y sus cerebros no hacen caso a la señal.

## SÍNDROME DE COMEDOR NOCTURNO

La combinación del mal hábito de no desayunar, consumir alimentos de alto índice glicémico, la adicción a comida chatarra, dulces, harinas blancas y azucares refinados, el estrés, los niveles de serotonina irregulares, el insomnio, dan como resultado el síndrome de comedor nocturno que trae consigo todas las consecuencias negativas que se han mencionado del sobrepeso y la obesidad.

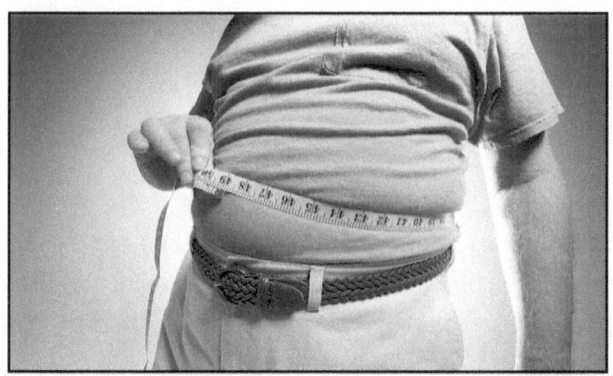

Otros desórdenes alimentarios pueden aparecer debido a esos malos hábitos de alimentación y actividad física que se han mencionado y que sumados a la imposición de dietas de reducción de peso inapropiadas que no alcanzan resultados sostenibles, hacen un círculo vicioso en que las personas quedan atrapadas por mucho tiempo, subiendo y bajando de peso lo que daña al metabolismo y su autoestima, se pierde sobretodo la confianza en sí mismo de ser capaz de llevar un plan nutricional adecuado.

## EL HAMBRE Y LA SACIEDAD

Existe una teoría que divide a las personas en:

1.– HOMEOSTATICAS. Las que consumen concientemente (autoregulandose) lo que necesitan para vivir y funcionar bien.

2.– HEDONISTAS. Las que al consumir alimentos se dejan llevar por el placer.

> IMPORTANTE:
> – *Identifica como regulas el hambre y la saciedad, ¿qué tipo de consumidor eres?*
> – *Con algunos cambios en su horario, en sus tipos de comidas y combinaciones de alimentos usted puede relacionarse saludablemente con los alimentos.*
> – *El objetivo es que usted controle los alimentos y no los alimentos a usted.*

# TEST SOBRE CONTROL DEL HAMBRE

Marque con una x en la casilla que corresponde a su hábito o costumbre. Asigne 5 puntos a las respuestas de la alternativa a, 2 puntos a las respuestas de las alternativas b y 1 punto a las respuestas de las alternativas c.

## 1. ALIMENTACIÓN Y EMOCIONES

☐ *a. No como en función de mis emociones (cuando estoy alterado ya sea cansado, estresado, triste, contento)*

☐ *b. A veces como en función de mis emociones (cuando estoy alterado ya sea cansado, estresado, triste, contento)*

☐ *c. Siempre como cuando estoy triste o aburrido, estresado/cansado o cuando estoy contento o cuando tengo insomnio.*

## 2. FORMA DE COMER

☐ *a. Como despacio (termino después que la mayoría de mis acompañantes). No tomo agua o liquidos con las comidas*

☐ *b. Como normal, ni rápido ni despacio.*

☐ *c. Como rápido (termino antes que la mayoría de mis acompañantes)Tomo fresco o gaseosa mientras como*

### 3. APETITO, HAMBRE Y SACIEDAD

☐ *a. Me sirvo lo que me corresponde*
  *y no como más que eso*

☐ *b. Disfruto comiendo, me encanta, pero puedo*
  *detenerme cuando estoy satisfecho/a*

☐ *c. Con frecuencia tengo deseos de comer determinados*
  *alimentos (dulces o salados). No puedo parar de*
  *comer y termino comiendo mucho*

Si alcanzó un puntaje entre 10 y 15: usted tiene buenos mecanismos de control del hambre y la saciedad.

Si alcanzó un puntaje entre 6 y 9: usted tiene regulares hábitos respecto al control del hambre y la saciedad.

Si alcanzó un puntaje menor a 6: usted debe mejorar sus mecanismos de control del hambre y la saciedad.

*¿Ya ha identificado su estilo de alimentación y su forma de controlar el hambre y la saciedad?*

*¿Pone en práctica la autoregulación y el equilibrio o se deja llevar por el placer de comer? .....*

# COMER ES UN PLACER
# CUANDO SE SABE HACER

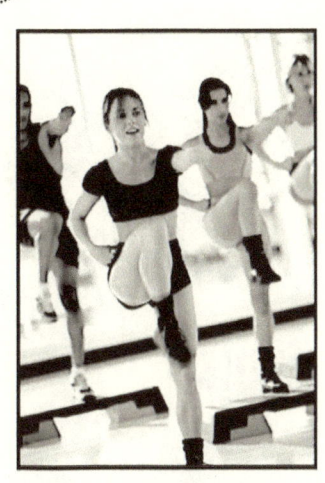

CAPÍTULO 5

# ¿Cómo pongo en práctica la alimentación saludable?

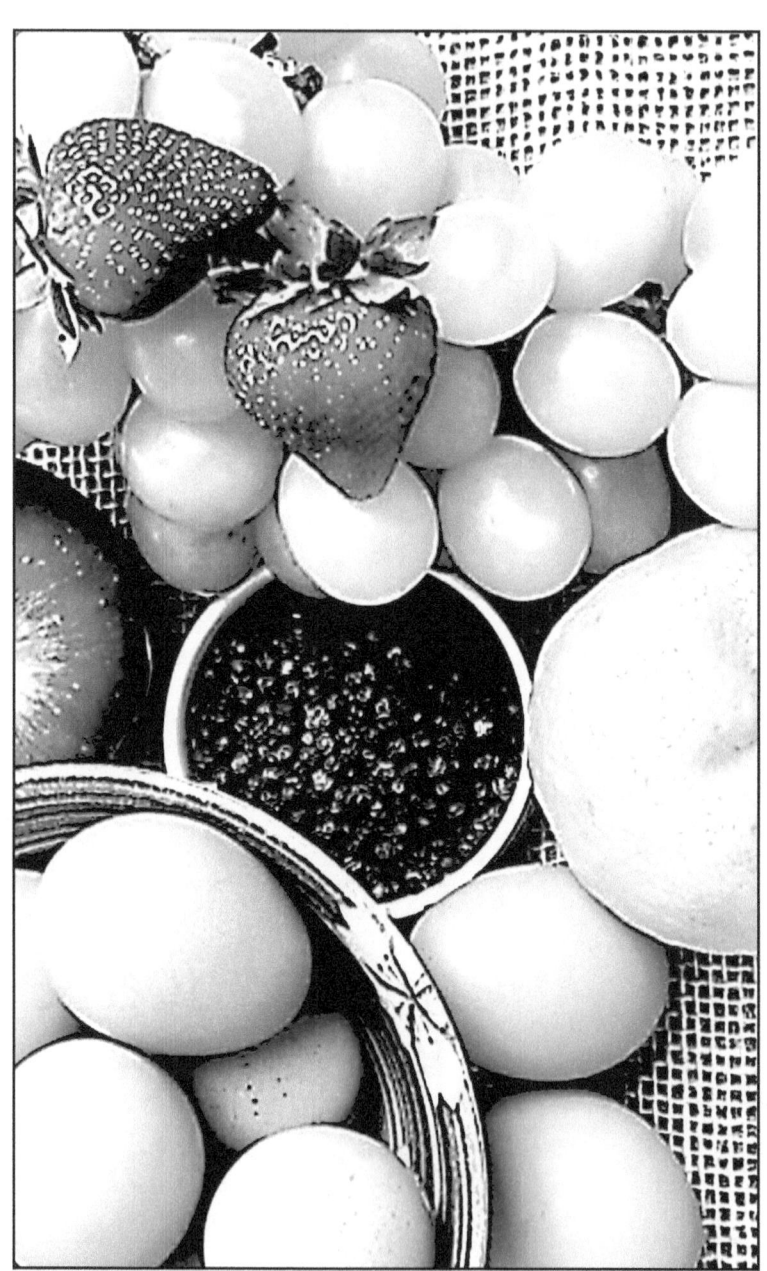

# MEDIDAS DEL CUERPO

## 1) Peso esperado o ideal

Para determinar el peso ideal se debe tomar en cuenta los sigueintes elementos.

A) Estatura. A su estatura en centímetros réstele 100 y el resultado es su peso ideal en kilogramos.

Por ejemplo
*Mide 170 cm de estatura*
**170 – 100 = 70 Kg**

*Para pasarlo a libras deberá multiplicar por 2.2*
**70Kg x 2.2 = 154 lbs**

B) Estructura o complexión

Para determinar su complexión coloque el dedo medio y pulgar de la mano derecha alrededor de la muñeca izquierda, si usted es derecho. Si es zurdo coloque el dedo medio y el pulgar de la mano izquierda alrededor de la muñeca derecha.

| Contextura | Hombre/mujer |
|---|---|
| Pequeña | Si sus dedos se traslapan |
| Mediana | Si sus dedos se juntan levemente |
| Grande | Si sus dedos no llegan a juntarse |

*Reste 10 por ciento menos de peso para estructura pequeña*
*Añada 10 por ciento más de peso para estructura grande*

## PESO COMPATIBLE CON SALUD

Para muchas personas el peso ideal resulta inalcanzable, pero pueden disminuir gradualmente su peso habitual en un 10 por ciento o 20 por ciento o quizás 25 por ciento o 30 por ciento, de tal forma que aunque no tengan el peso esperado puedan prevenir o evitar enfermedades como diabetes, hipertensión, entre otras, y mantenerse saludables.

POR EJEMPLO:
*Una persona que durante la niñez y la adolescencia tuvo sobrepeso y es un adulto obeso que supongamos pesa habitualmente 220 libras (100 kg) y su peso ideal es 154 lbs (70 kg) si logra reducir un 20 por ciento de su peso, es decir 44 lbs (20kg), alcanzaría un peso de 176*

lbs (80kg), 22 libras más que su peso ideal pero estaría mucho más saludable y con menos riesgo de enfermar que con 220 lbs.

> ¡¡¡Ánimo, usted puede proponerse una meta de peso alzanzable y saludable!!!!

## 2) Índice de Masa Corporal (IMC)

Nos da a conocer la clasificación nutricional en la que estamos. Se calcula así:

*Peso en kilogramos/(estatura en mts)*
*Para convertir libras a kilos, divida entre 2.2.*
*Por ejemplo* **221 lbs entre 2.2 = 100 kg**

Por ejemplo, para un hombre que pesa 100 kilos y mide 1.76 metros,

*Entonces  100/(1.76 x 1.76)*
**Resultado: 100/ 3.10  = 32.25**

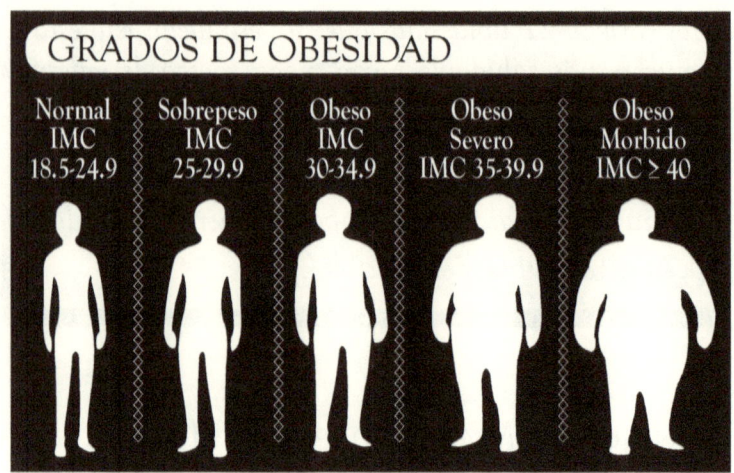

**GRADOS DE OBESIDAD**

| Normal IMC 18.5-24.9 | Sobrepeso IMC 25-29.9 | Obeso IMC 30-34.9 | Obeso Severo IMC 35-39.9 | Obeso Morbido IMC ≥ 40 |

INTERPRETACIÓN:

Menos de 18.5 bajo peso

De 18.5 a 24.9 peso-normal

De 25 a 29.9 sobrepeso

De 30 a 34.9 obesidad

De 35 a 39.9 obesidad severa

Mayor o igual a 40 obesidad mórbida

Se considera 10 por ciento más de peso para personas con estructura grande y un 10 por ciento menos para personas con estructura pequeña.

La Organización Mundial de la Salud (OMS) define el sobrepeso como un IMC igual o superior a 25, y la obesidad como un IMC igual o superior a 30. Estos umbrales sirven de referencia para las evaluaciones individuales, pero hay pruebas de que el riesgo de enfermedades crónicas en la población aumenta progresivamente a partir de un IMC de 21.

# 3) Riesgo metabólico

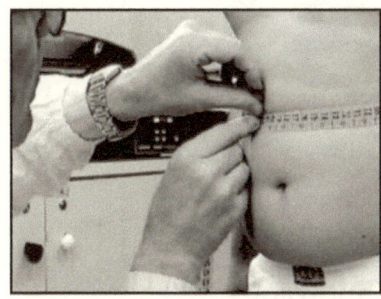

Con una cinta métrica flexible e inextensible, mida alrededor de su cintura, ligeramente debajo de las últimas costillas, arriba del ombligo, respire y exhale. Si el varón tiene más de 92 centímetros su riesgo de problemas metabólicos está aumentado.

En el caso de la mujer el riesgo se incrementa si la cintura es mayor de 80 cms.

La distribución de la grasa corporal es un factor que determina el riesgo de padecer problemas metabólicos como diabetes, gota, hipertensión, colesterol y triglicéridos altos.

Las mujeres tienden a acumular grasa en el abdomen, caderas, glúteos y brazos (distribución en forma de pera)

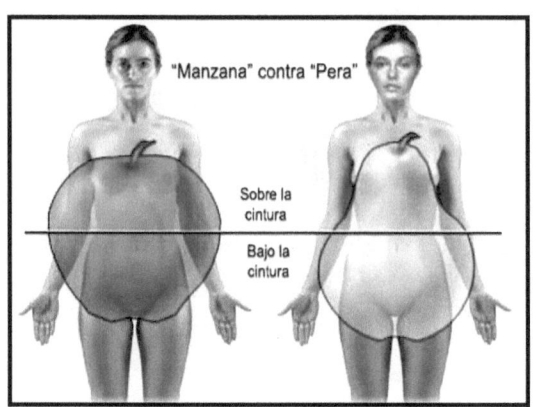

Obesidad androide
y Obesidad ginecoide

Los hombres acumulan principalmente en tórax y abdomen (distribución androide o forma de manzana). Sin embargo, puede presentarse distribución tipo androide en mujeres y tipo ginecoide en varones, siendo la más peligrosa la distribución tipo androide o manzana. También puede presentarse una combinación de ambas.

Hijos con ambos padres obesos tienen 80 por ciento de probabilidades de ser obesos, con 1 padre obeso la probabilidad disminuye a 40 por ciento y con ambos padres delgados la probabilidad disminuye a 20 por ciento o menos.

*¡¡¡Lo que pierda de peso es ganancia para usted!!!*

## ANOTE LOS RESULTADOS DE SU EVALUACIÓN

| INDICADOR | MEDIDA | INTERPRETACIÓN |
|---|---|---|
| Peso ideal | | |
| Estructura | | |
| IMC | | |
| Circunferencia de cintura | | |

# ¡Felicitaciones!
Ha concluido su autoevaluación según las medidas del cuerpo (antropometría).

Ya conoce cuál es su clasificación nutricional y su riesgo metabólico. Ahora puede plantearse una meta.

## Plan de alimentación.

Aquí le ofrecemos una forma sencilla y práctica de planear su alimentación, simplemente combinando los distintos grupos de alimentos en proporciones moderadas y adecuadas.

No conviene comer muy poquito por tres razones:

- Puede resultar muy difícil y el plan de alimentación se abandona.
- La pérdida de peso puede hacerse muy lenta porque el metabolismo basal disminuye y el cuerpo se vuelve retenedor
- Puede recuperar peso fácilmente cuando consuma las cantidades de alimentos recomendadas o adecuadas para usted.

> *Para BAJAR DE PESO Y MANTENERLO es primordial tener en mente la decisión de CAMBIAR LOS HÁBITOS DE ALIMENTACIÓN y ACTIVIDAD FÍSICA que son los responsables de la situación actual.*

Si partimos de la premisa que el sobrepeso y la obesidad son el resultado de mayor consumo y desbalance de alimentos y poco gasto calórico en actividad física. Al consumir "menos" de lo habitual e incrementar "un poco" la actividad física, la pérdida de peso se logrará y se mantendrá fácilmente.

Establezca un horario de alimentación, de preferencia con meriendas a media mañana y a media tarde. Procure respetarlo con oscilaciones que no superen más de 60 minutos. No suspenda ningún tiempo de comida principal, ni desayuno, ni almuerzo, ni cena.

> *Comidas pequeñas y frecuentes*
> *ayudan acelerar el metabolismo basal*
> *y por ende la pérdida de peso.*

Elija preparaciones de alimentos con pocas grasas como horneadas, asadas, cocidas, al vapor o a la plancha.

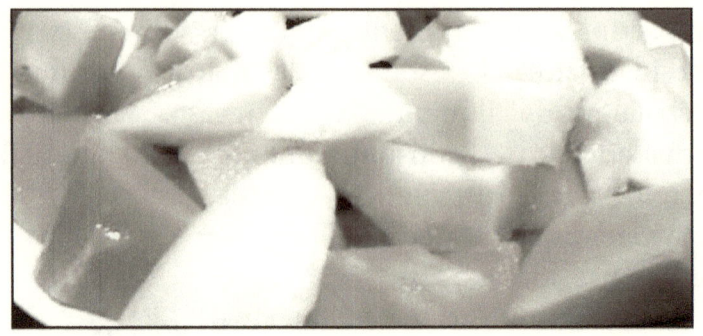

▶ PUEDE COMENZAR EL DÍA

con un buen plato de frutas naturales por ejemplo: papaya, melón, sandía, naranja en trocitos, sin sal y sin azúcar adicional, dos rebanadas de pan integral con queso, o huevo o jamón bajo en grasa más lechuga, tomate y aguacate untado. Una taza de leche descremada con café o té sin azúcar o con sustituto de azúcar (edulcorante sin calorías).

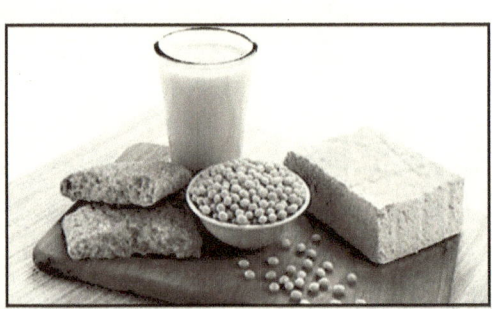

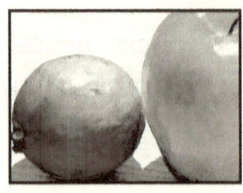 ▶ A MEDIA MAÑANA

puede comer una fruta rica en fibra como manzana, guayaba o melocotón.

### ▶ En el almuerzo

No debe faltar ensalada de vegetales verdes aderezada con aceite y vinagre más vegetales sin almidón como, lechugas, zanahorias, pimiento, cebolla, entre otros.

Una proteína como carne o pollo asado o a la plancha y una pequeña porción de almidón como arroz, de preferencia integral o una papa hervida o asada con cáscara para tener fibra y vitamina C. Acompañe sus comidas con agua.

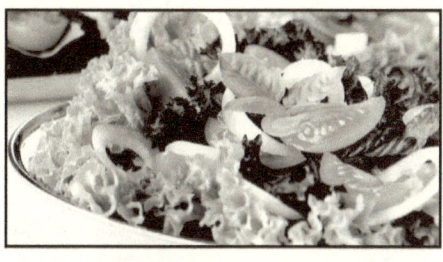

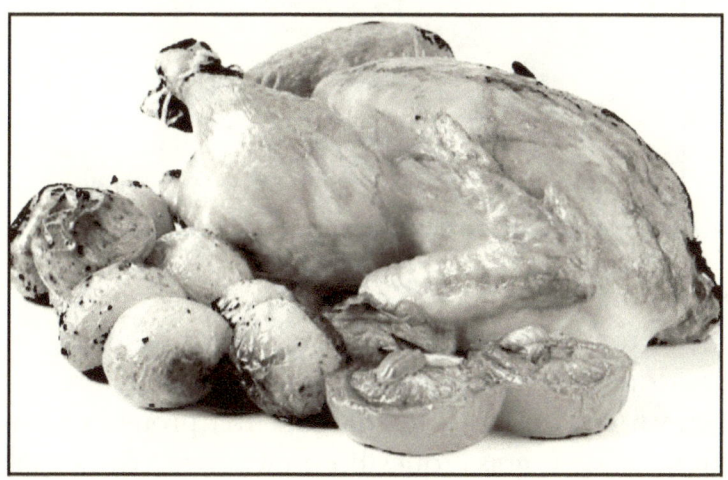

▶ A MEDIA TARDE
puede comer un yogur bajo en grasa y azúcar o un té o una infusión sin azúcar o con sustituto de azúcar (edulcorante sin calorías).

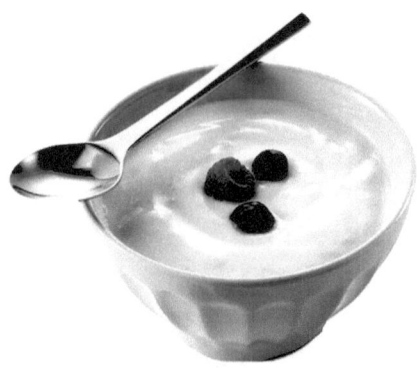

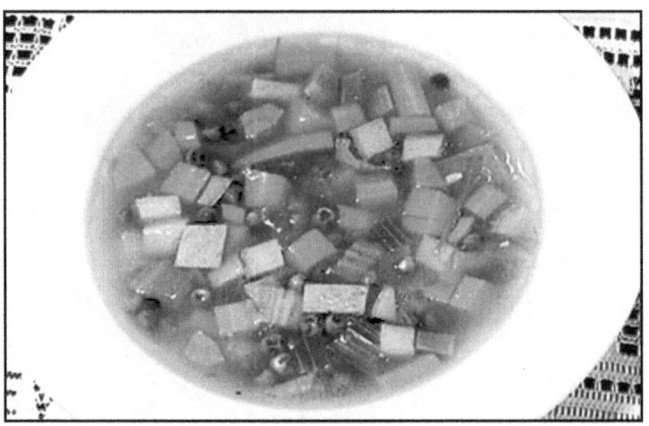

▶ EN LA CENA
puede tomar un caldo desgrasado con vegetales sin almidón o una sopa de vegetales más un almidón como tortilla o pan integral con una proteína como queso bajo en grasa (quesillo o mozarella) o un trozo de pollo.

Otra alternativa para la cena puede ser ensalada de lechuga, tomate, pepino, atún con apio, cebollita con aceite de olivo y limón con 4 galletas de soda integral.

En la cena puede comer igual al almuerzo en menor cantidad sobre todo almidones.

La Asociación Americana de Dietética y la Asociación Americana de Diabetes recomienda la siguiente planificación de sus comidas en el plato.

# SELECCIONE SUS ALIMENTOS:

**UTILICE UN PLATO
PARA PLANEAR SUS COMIDAS.**

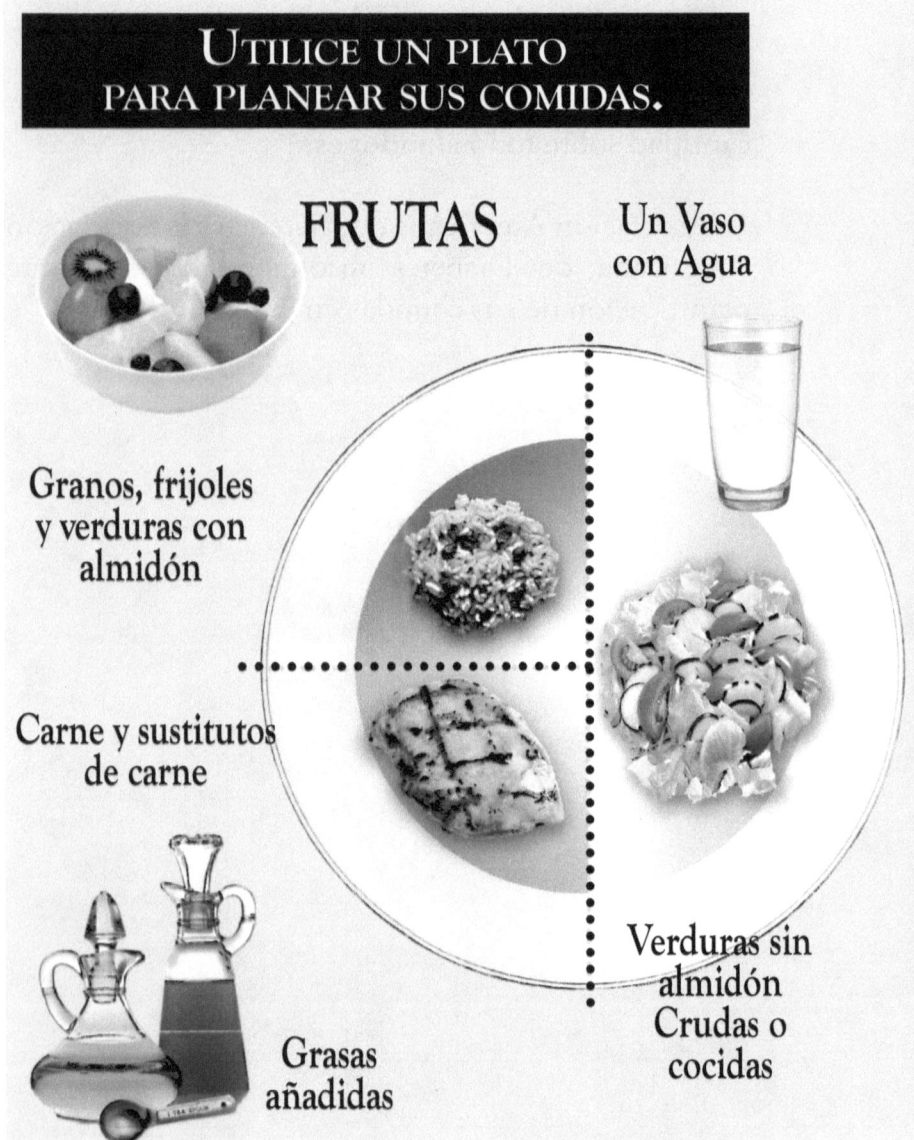

FRUTAS

Un Vaso
con Agua

Granos, frijoles
y verduras con
almidón

Carne y sustitutos
de carne

Grasas
añadidas

Verduras sin
almidón
Crudas o
cocidas

# PLANIFIQUE SUS COMIDAS

Un plato normal de 10 pulgadas al planificar sus comidas puede significarle una gran diferencia en su nivel de glucosa en la sangre.

- EN EL ALMUERZO Y LA CENA— llene la mitad de su plato con verduras sin almidón. Ponga los alimentos con almidón y la carne baja en grasa o los sustitutos de carne en el otro lado. Cerciórece de consumir frutas y de beber agua. Use pequeñas cantidades de grasa añadidas como, por ejemplo, el aceite o los aderezos para ensaladas. Voltee la página para ver el tamaño de las porciones.

- EN EL DASAYUNO— ponga los alimentos con almidón y la carne o los sustitutos de carne solamente en una de las mitades de su plato. (Trate de seleccionar carnes bajas en grasa siempre que sea posible.) Puede también beber leche y comer fruta en el desayuno.

- A LA HORA DE COMER REFRIGERIOS (SNACKS)— seleccione verduras sin almidón, una fruta pequeña, yogur bajo en grasa o unas pocas nueces o galletas saladas de grano entero con menos grasa.

Los alimentos que ve en este plato son ¡sólo ejemplos! Puede intercambiar estos alimentos por otros de la misma categoría.

## RECOMENDACIONES PARA LA ALIMENTACIÓN FUERA DE CASA Y EN FIESTAS

▶ *Comidas fuera de casa*

La situación laboral y las distancias están obligando a las personas a comer fuera de casa, por razones económicas o de tiempo no siempre se pueden escoger los lugares adecuados y se cae en lugares de comida chatarra, o se come en la oficina lo que tenemos a mano, que no siempre es lo más saludable.

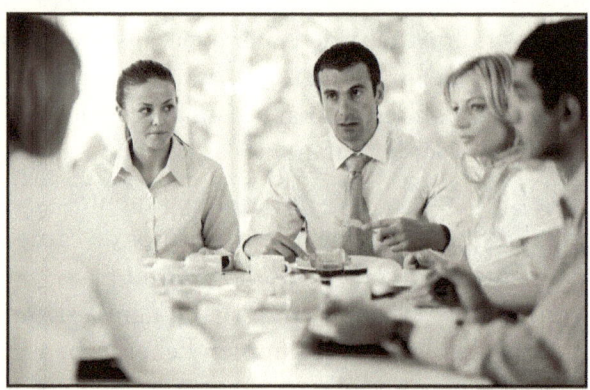

La primera recomendación es que mantenga una actitud positiva respecto a lo que va a elegir.

*Programe su mente para continuar cuidándose, DESCARTE IDEAS como: "NI MODO, ME TOCA COMER ESTO"... o "VOY A APROVECHAR A COMER ESTO"...*

- *Procure que el menú sea variado.*

- *Siempre elija una proteína, ensalada, vegetales, 1 o 2 almidones de preferencia ricos en fibra y sin grasa adicional.*

- *Acompañe las comidas con agua.*

- *Evite las comidas chatarra. Evite sobretodo los "combos".*

- *Procure mantener el mismo horario de comidas y tómese el tiempo para comer con tranquilidad.*

- *Procure que los platos sean cocinados a la plancha, sin salsas muy elaboradas y cremosas.*

- *No acompañe sus comidas con papas o plátanos fritos, pida más vegetales a cambio.*

- *Termine sus comidas con una infusión de hierbas o de frutas sin azúcar.*

- *Si su plato es muy grande, compártalo con su acompañante o pida la mitad empacada, es mejor que quede un hueco en el estómago, a quedar excesivamente lleno.*

Otras situaciones se presentan cuando asistimos a fiestas, usted siente que no tiene el control de lo que va a comer, la comida principal la sirven muy tarde, y mientras tanto usted desfallece de hambre y termina comiendo todos los bocadillos que pasan por su lado, comidas y bebidas, sirven la cena y usted continua comiendo.

SUGERENCIAS:

- *Haga una pequeña comida en casa antes de salir para no abusar de bocadillos. Puede ser una ensalada o un pan integral o sopa de vegetales de preferencia sin grasa.*

- *Cuando sirvan la comida elija siempre una proteína, ensaladas, vegetales, 1 o 2 almidones de preferencia ricos en fibra y sin grasa adicional.*

- *Controle sus bebidas sobretodo sin contienen alcohol y/o azúcar.*

- *Si desea comer postre, puede disminuir su consumo de almidones en el plato principal para comer un postre pequeño o compartido con alguien.*

- *No se centre en la comida, disfrute de los amigos, la fiesta, aproveche y baile, que eso gasta energía.*

De esta manera va a ir adquiriendo un mayor dominio de sí mismo y tendrá una mayor disciplina en futuras ocasiones, debe elegir los alimentos con inteligencia y razón, no es recomendable comer hasta que no pueda más, la suma de un compromiso social y otro y otro va sumando peso a su cuerpo si no aprende a relacionarse saludablemente con las comidas y bebidas.

## ACTIVIDAD FÍSICA

El otro componente del estilo de vida saludable que analizaremos además de la alimentación es la actividad física.

Para mantenerse saludable es necesario realizar un mínimo de actividad física como por ejemplo:

- *Caminar para hacer las compras,*
- *Caminar para ir al trabajo,*
- *Limpiar la casa o el jardín,*
- *Reparar detalles en la casa (actividades de mantenimiento),*
- *Lavar el carro,*
- *Jugar con los niños o*
- *Sencillamente caminar para estar en forma.*

Realice actividad física no estructurada como rutina tales como actividades domésticas, autoservicio, recreación al aire libre, entre otras, esto beneficiará su salud a través de la pérdida de peso, de grasa corporal y lo ayudará a mantener la flexibilidad o la fuerza muscular entre otros.

Para perder peso el mejor ejercicio es el que permite oxigenar el cuerpo: caminar, bailar, nadar...

Si ya realiza algunas de las actividades antes mencionadas y quiere perder peso necesitará incrementar su actividad física.

## Plan de actividad física

Para hacer su plan de actividad física:

— Establezca objetivos realistas a corto y mediano plazo

— Si usted es una persona relativamente sedentaria, le conviene planear sesiones cortas como de 10 o 15 minutos con frecuencia de dos o tres veces por semana para iniciar.

— Use ropa y zapatos apropiados, ropa cómoda que permita ventilación, no use plásticos ni accesorios "para sudar".

— Para iniciar haga ejercicios de estiramiento como calentamiento (5 minutos) y enfriamiento (5 minutos)

— Aumente la duración y la frecuencia del ejercicio paulatinamente. Por ejemplo: después de un mes de caminar dos veces por semana durante 15 minutos puede aumentar un día más, pasado un mes puede incrementar el tiempo a 20 minutos y así sucesivamente hasta que logre caminar al menos 4 veces por semana durante 30 o 40 minutos.

— Pasado un tiempo puede incrementar la intensidad y aumentar la velocidad con que camina.

— Por favor no intente saltar, correr, o esforzarse al máximo porque podría causarse lesiones y se alejaría de la posibilidad de progresar en su entrenamiento de actividad física.

— Al finalizar su sesión de ejercicios repita los ejercicios de estiramiento que hizo al inicio como parte del calentamiento, también servirán como enfriamiento.

## CADA SESIÓN DE EJERCICIOS DEBE TENER TRES FASES:

- *Comenzar con 5 minutos de calentamiento,*
- *Realizar 15 minutos de ejercicio aerobico: caminar o bailar entre otros y*
- *Finalizar con 5 minutos de enfriamiento.*

PARA CALENTAR Y ENFRIAR EL CUERPO CONVIENE HACER EJERCICIOS DE ESTIRAMIENTO.

## FASES DEL EJERCICIO

| FASES | EJERCICIO | DURACIÓN |
|---|---|---|
| Calenta-miento | Estiramiento, calistenia, caminar o trotar lento, pedalear en la bicicleta con baja intensidad. | 5 a 10 minutos |
| Estímulo cardiovascular o estimulo aeróbico | Caminar, trotar o pedalear en la bicicleta, más rápido que en la fase de calentamiento. | 15 a 60 minutos |
| Enfria-miento | Reducir progresivamente la intensidad del ejercicio que realiza durante la fase aeróbica. Estiramiento y actividades de relajamiento. | 5 a 10 minutos |

*Adaptado de: American College of Sport Medicine 1991. Guidelines for Exercise Testing and Prescription (4ta.ed, pp105-105,115). Philadelphia: Lea & Febiger.*

A medida que progrese con su plan de actividad física puede agregar distintos ejercicios que le permitan mejorar su salud. Puede hacer ejercicios para mejorar su fuerza muscular, flexibilidad o resistencia respiratoria y del corazón (resistencia cardiorrespiratoria)

## Mitos y realidades sobre nutrición y alimentación

Con el paso del tiempo la preocupación por la alimentación ha aumentado en la sociedad, las personas comentan sobre los beneficios de ciertos alimentos, la mayoría de las veces esta información es errónea.

He aquí algunos de esos mitos:

▶ El agua helada hace que la persona gane peso.

El agua debe consumirse preferiblemente entre comidas para evitar la dilución de los jugos gástricos, y lo recomendable es entre 6 y 8 vasos por día, no importa si es fría o al tiempo.

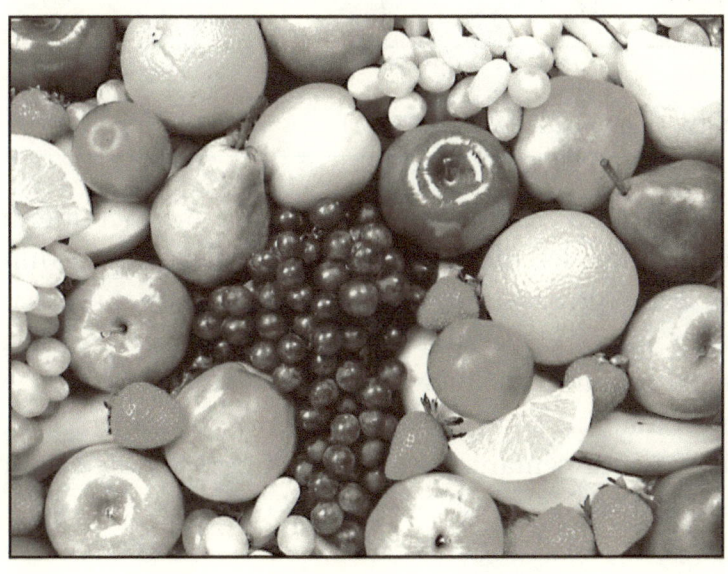

▶ LAS FRUTAS HACEN AUMENTAR
　DE PESO A LAS PERSONAS.

Se deben comer diariamente por su aporte de vitaminas minerales, fibra y fitoquímicos (sustancias que protegen la salud). Algunas tienen un alto porcentaje de azúcar en forma de fructosa que es más saludable que la sacarosa o azúcar de mesa. Si se consumen en forma natural sin sal y sin azúcar adicional y no en jugos pueden ayudar a regular el peso.

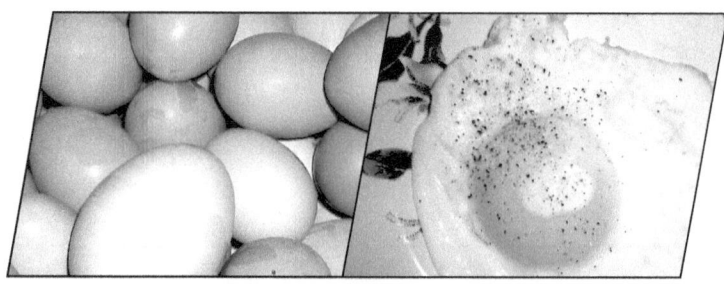

▶ EL HUEVO ELEVA EL NIVEL DE
　COLESTEROL EN LA SANGRE.

El consumo de huevo por sí mismo no incrementa los niveles de colesterol en sangre, pero el consumo total de grasa si lo influencia. Es muy nutritivo, económico, y accesible a toda la población, además aporta vitaminas, hierro, fosforo. Es considerada la proteína más completa. Se deben consumir de 1 a 3 huevos por semana preparados sin grasa adicional o con muy poca.

▶ EL AGUACATE ELEVA EL NIVEL DE COLESTEROL EN SANGRE.

El aguacate contiene grasas monoinsaturadas, favorece la formación de colesterol bueno (HDL colesterol), es alto en calorías y se debe moderar su consumo.

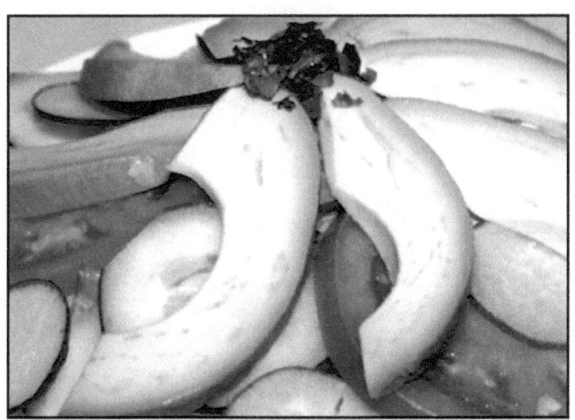

▶ LOS PRODUCTOS LIGHT SE PUEDEN COMER LIBREMENTE.

Algunos no tienen calorías y no aportan sustancias nutritivas. Otros son reducidos en un 25 o 30 porciento ya sea de grasa o azúcar. Proporcionan menos calorías que las del producto normal, pero no son de consumo libre. Pueden aumentar de peso si se consumen sin control.

▶ EL AZÚCAR BLANCO TIENE MÁS CALORÍAS
   QUE LA MIEL Y EL AZÚCAR MORENO.

Una cucharadita de miel tiene las mismas calorías que una cucharadita de azúcar blanca o morena. Ninguna de las tres puede ser de consumo libre.

► La toronja ayuda a quemar grasa en el cuerpo.

La toronja es un cítrico con pocas calorías, tiene un efecto diurético, no quema grasas.

► Las vitaminas ayudan a que las personas suban de peso.

Las vitaminas no aportan calorías por tanto no ayudan a incrementar el peso de las personas pero ayudan a que los procesos vitales del organismo se lleven a cabo, no son energizantes ni vigorizantes.

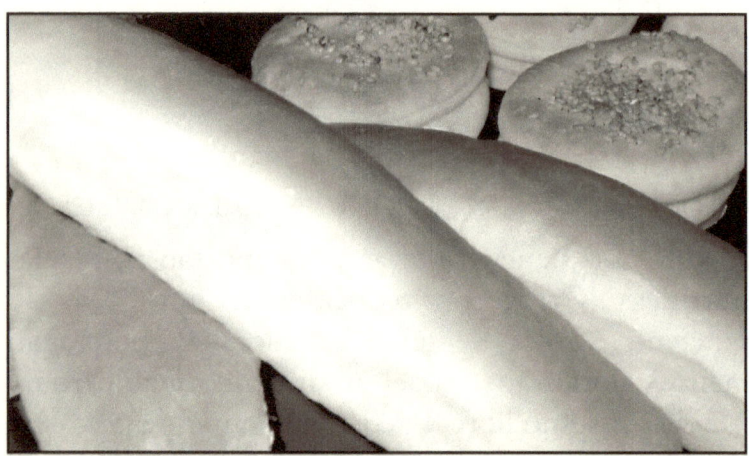

► El pan o la tortilla tostada ayudan a reducir el peso corporal de las personas.

Tienen el mismo valor calórico que sin tostar solo han perdido humedad y tienen el almidón en forma de dextrina, una fase avanzada de la digestión, que hace que su índice glicémico sea más alto.

Por tanto es más saludable el consumo de pan o tortilla sin tostar. Cabe denotar que muchas panaderías agregan grasa al tostar el pan para que sea más apetitoso.

▶ LAS GRASAS SON PERJUDICIALES PARA LA SALUD.

El consumo excesivo y desequilibrado de grasas puede causar daño. El cuerpo necesita ácidos grasos esenciales como omega3 y omega6 para el buen funcionamiento del cerebro y muchos tejidos del cuerpo.

El omega6 se encuentra principalmente en el aceite de girasol, de maíz, en las legumbres y cereales integrales. El omega3 se encuentra naturalmente en pescados y mariscos y en algunas semillas como linaza y chía, en las frutas secas como nueces. En el aceite de soya y canola.

El consumo equilibrado se refiere a comer 6 partes de omega6 por 1 parte de omega3. Significa que el consumo diario de grasa debería de ser en total aproximadamente de 6 cucharaditas de aceite al día y de éstas 5 deberías de ser de aceite de maíz o girasol y 1 de aceite canola o de soya.

▶ La sal es perjudicial para la salud.

Al igual que las grasas, la sal es mala si se consume en exceso pero el cuerpo necesita el sodio, componente principal de la sal, para mantener el equilibrio de los líquidos. Diariamente se necesitan 2,400 mg de sodio los que se pueden conseguir de la alimentación natural.

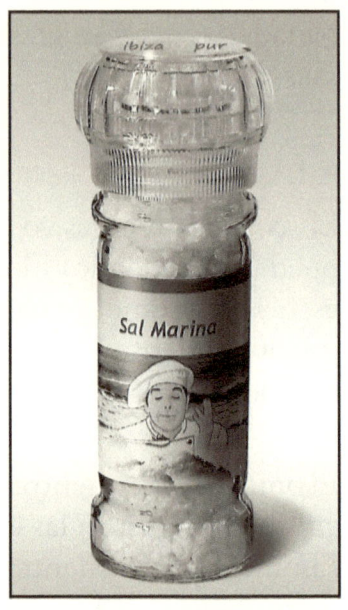

Se llega a consumir en exceso cuando la persona ingiere muchos productos procesados y enlatados que contienen sodio como preservantes.

▶ Hay alimentos que tienen efecto afrodisiaco en las personas.

Para la actividad sexual se requiere buen funcionamiento hormonal y buena nutrición, los alimentos a los que se les atribuye propiedades afrodisiacas (aguacate, mariscos, entre otros) son en general ricos en vitaminas, minerales y proteínas lo que reafirma el nexo directo entre buena alimentación y la libido. Sin embargo no es el alimento por si solo el que ejercerá un efecto determinado en la actividad sexual.

▶ Hacer ejercicio aumenta el hambre.

Por el contrario, hacer ejercicio ayuda a controlar el apetito por varios factores, uno es que psicológicamentelapersona está más consciente de lo que come y del equilibrio de peso corporal que busca. Otra explicación es que hacer ejercicio genera una sensación de placer similar al que aporta la comida. Y lo más importante es que hacer ejercicio adecuadamente activa los sistemas de reserva de energía del cuerpo por lo que la persona no experimenta la misma sensación de hambre que cuando no realiza actividad física habitualmente.

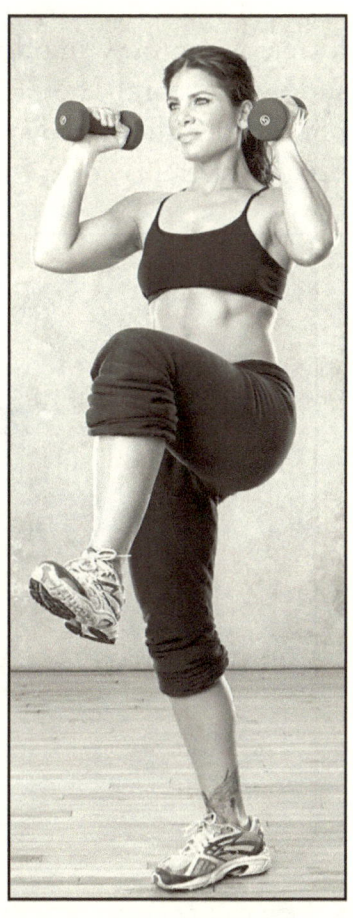

▶ Sudar es necesario para perder peso

El sudor tiene como función además de eliminar sustancias del cuerpo, regular la temperatura corporal. Cuando se hace actividad física se genera calor y por tanto aparece el sudor. El ejercicio físico que implica movimiento y gasto calórico es lo que hace perder peso al gastar parte de la reserva energética almacenada en forma de grasa. Cuando se pierde agua a través del sudor ésta se repone fácilmente al volver a ingerirla, por tanto el sudor provocado por el uso de sauna o de ropa plástica no contribuye a la pérdida de grasa

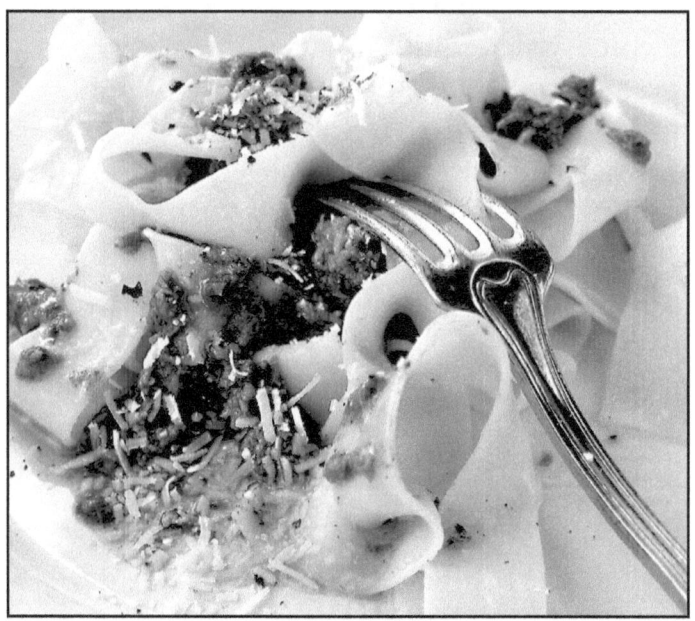

▶ Los carbohidratos hacen
   subir de peso a las personas.

Los carbohidratos son indispensables en la nutrición humana. La forma ideal de consumirlos es en almidones y frutas ricos en fibra. Sin grasa y azúcar adicional o añadidos en muy poca cantidad. La cantidad a consumir diariamente no debe ser mayor del 60 o 65% de total de las calorías del día. Los carbohidratos consumidos en exceso (más del 65%) y en forma desbalanceada (azúcares y harinas refinadas, sin fibra y con grasa) son responsables del aumento de peso.

### ▶ PARA BAJAR DE PESO HAY QUE SACRIFICARSE Y AGUANTAR HAMBRE

La reducción y el control de peso pueden lograrse comiendo satisfactoriamente, con saciedad, seleccionando alimentos saludables con: poca grasa, poca o nada de azúcar, ricos en fibra, sin aditivos ni persevantes, no se requiere sufrir de hambre.

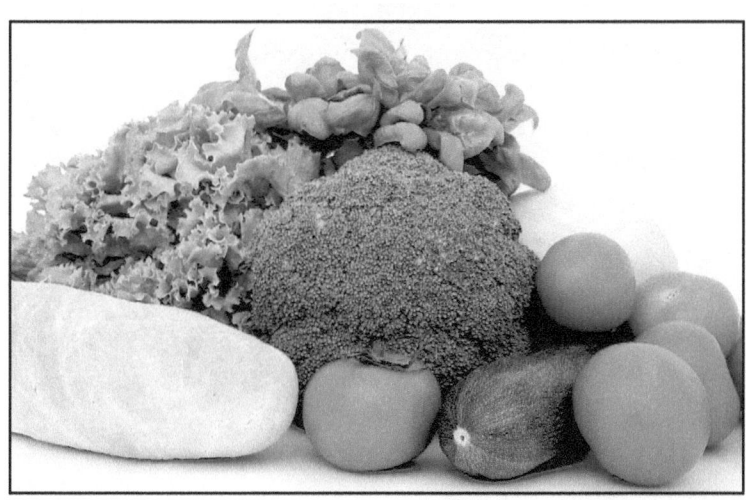

## ▶ Para estar saludable las personas necesitan perder peso

Muchas personas requieren modificar la composición corporal, es decir la cantidad de grasa, de agua o de musculo presente en su cuerpo y no necesariamente el peso.

## ▶ El azúcar es indispensable para tener energía

El azúcar de mesa (sacarosa) contenida en dulces, reposterías, caramelos o añadida a postres y bebidas entre otros, no es indispensable para tener energía. La energía el cuerpo debe obtenerla principalmente de los carbohidratos complejos o almidones y de las frutas.

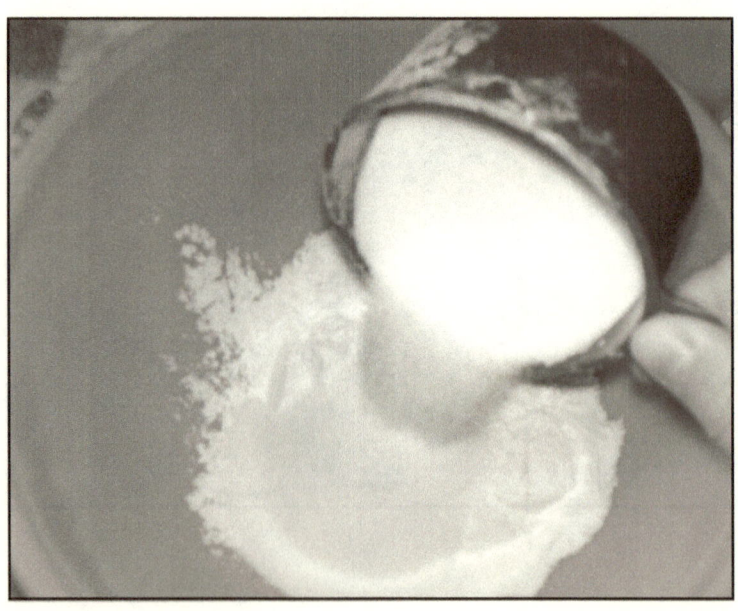

# GLOSARIO

**ABSORCIÓN:** Es el paso del producto final de la digestión a través del aparato digestivo.

**ÁCIDOS GRASOS:** los principales componentes de las grasas, pueden ser saturados, monoinsaturados y poliinsaturados.

**ALMIDÓN:** Es el principal polisacárido de reserva de energía de la mayoría de los vegetales.

**AMINOÁCIDOS:** son las unidades químicas fundamentales para la formación de proteínas.

**CALORÍAS:** Es la unidad de medida que se usa para valorar la energía de los alimentos.

**CALORÍAS VACÍAS:** son las calorías provenientes de los alimentos que dan energía pero con escaso o nulo valor nutritivo.

**CHIPS:** Alimentos fritos que se usan como meriendas.

**COLECISTOQUININA:** Hormona secretada por el intestino cuando hay presencia de grasas, su función es estimular la producción de las enzimas del páncreas, bilis y vesícula biliar. Activa receptores que regulan los niveles de glucosa.

**COLESTEROL:** Es una sustancia grasa importante para la formación de hormonas.

**COMIDA CHATARRA:** Es toda clase de comida preparada con ingredientes poco saludables, rica en grasa harinas refinadas y sal, generalmente de muy poco valor nutricional.

**COMIDA RÁPIDA:** Se considera igual que la comida chatarra, pero las ensaladas son una alternativa de comida rápida y nutritiva, se le pueden agregar ingredientes saludables para aumentar su valor nutricional no es tan costosa pero si accesible al bolsillo y a la salud.

**CORTISOL:** Hormona producida por las glándulas suprarrenales en respuesta al estrés.

**CORTISONA:** También es segregada por las glándulas suprarrenales, actúa en el metabolismo de los carbohidratos.

**DIETA:** Teóricamente la palabra dieta significa forma de alimentación habitual, puede ser adecuada o no. En términos populares dieta significa restricción de la alimentación con propósitos de reducción de peso.

**DIGESTIÓN:** Es el proceso de transformación de los alimentos para luego ser absorbidos y utilizados por el organismo.

**DOPAMINA:** Es un neurotransmisor relacionado con el desarrollo de adicciones, modula a nivel cerebral la intensidad de la gratificación placentera que produce el comer sobre todo si los alimentos son agradables al gusto y al olfato.

**EDULCORANTES:** Es un sustituto de azúcar que usualmente tiene menos calorías.

**ENZIMAS:** Son moléculas formadas por proteínas que catalizan o regulan las reacciones químicas.

**ESTRÓGENOS:** hormonas responsables de las características sexuales femeninas, son producidas en los ovarios.

**EXCRECIÓN:** Proceso por el cual los seres vivos eliminan desechos no utilizables provenientes de los alimentos.

**FIBRA DIETÉTICA:** Parte no digerible de los productos vegetales, de mucha importancia para la salud del aparato digestivo.

**FITOQUÍMICO:** Sustancias que se encuentran en alimentos de origen vegetal, tienen efectos positivos para el organismo, se encuentran en frutas y vegetales, granos enteros, hongos, hierbas, especies.

**FRUCTOSA:** La forma de azúcar que se encuentra en las frutas y la miel, de ahí su nombre.

GLUCONEOGENESIS: Es la síntesis de glucosa a partir de otros productos presentes en el organismo como aminoácidos o ácidos grasos.

GLUCOSA: La unidad más pequeña de los carbohidratos (azúcares y almidones) La principal fuente de energía del cerebro y del metabolismo celular.

GRASA MONOINSATURADA: reducen los niveles de colesterol en sangre (aceite de olivo, canola, aguacate).

GRASA POLIINSATURADA: reducen los niveles de colesterol malo y de colesterol total, se encuentra en aceite de maíz, soya, girasol.

GRASA SATURADA: solidas a temperatura ambiente (sebo, manteca, mantequilla). Suben los niveles de colesterol en sangre.

GRASAS TRANS: Cuando los aceites poliinsaturados son sometidos a hidrogenación para volverlos sólidos a temperatura ambiente. Son utilizados por la industria de alimentos para retardar la caducidad de los productos y mejorar su sabor. Se forman naturalmente en el aceite que se calienta a altas temperaturas..

HARINAS BLANCAS O REFINADAS: Se refieren a cereales molidos que han sido despojados de la fibra o cascarilla que los recubre.

HEDONISTA: Personas que basan su existencia en la búsqueda de placer.

HIPOTÁLAMO: Es una pequeña glándula ubicada en el cerebro, regula el mecanismo del hambre, la producción de hormonas, controla la temperatura del corporal.

HOMEOSTASIS: es un proceso interno que poseen los seres vivos para mantener el equilibrio, composición química de líquidos, tejidos y así mantener la vida.

HORMONAS: son sustancias químicas producidas por el organismo para realizar muchas funciones, son coordinadoras de las funciones corporales.

ÍNDICE GLICÉMICO: Es una medida del impacto que tiene un alimento en elevar el azúcar en sangre.

INSULINA: Hormona producida por el páncreas que se encarga de metabolizar el azúcar.

KILOJOULES: Unidad utilizada para medir energía, trabajo y calor.

LEPTINA: Hormona producida por el tejido adiposo, le indica al hipotálamo cuanta energía ha almacenado el cuerpo y así inhibir el apetito.

**METABOLISMO BASAL:** Es la cantidad de energía requerida por el cuerpo cuando está en reposo. Necesidades calóricas mínimas para mantener las funciones vitales.

**METABOLISMO:** Conjunto de reacciones químicas que ocurren en la célula y en el organismo. Es la conversión que el cuerpo hace de los alimentos para usar la energía que estos proveen.

**NEUROTRANSMISORES:** Sustancias químicas que se encargan de transmitir información entre las neuronas o de neurona a neurona.

**NUTRIENTES:** sustancias contenidas en los alimentos que al integrarse al organismo participan en las reacciones metabólicas del mismo, para mantener la salud y la vida.

**OMEGA 3:** Son ácidos grasos esenciales, (el organismo no los puede producir), se encuentran principalmente en pescados, en algunas fuentes vegetales como la linaza, chía, nueces.

**OMEGA 6:** son ácidos grasos poliinsaturados esenciales, forman membranas celulares y hormonas, ayudan en las transmisiones neuronales, ayudan al funcionamiento correcto del sistema inmunológico. Se encuentra en aceite de soya, de girasol, de maíz, canola y otros.

**Proteínas:** son sustancias formadoras, reparadoras de los tejidos del cuerpo.

**Radicales libres:** Átomos que se producen debido a la oxigenación celular, causan daño celular, cambian la conformación genética, reducen la respuesta del sistema inmunológico. Que promueve esta oxidación? Grasas animales, frituras, cigarros, drogas, alcohol, inactividad física, edad.

**Serotonina:** es un neurotransmisor que juega un papel muy importante en el humor, ansiedad, conducta alimentaria y sexual, hay algunos alimentos como las harinas que por su alto contenido de azúcar elevan la serotonina cerebral y sustituyen la tristeza angustia y nerviosismo por alegría, sedación y felicidad.

**Triglicéridos:** es la forma en que se almacena la grasa, pueden producir energía o ser almacenados como grasa en tejido adiposo.

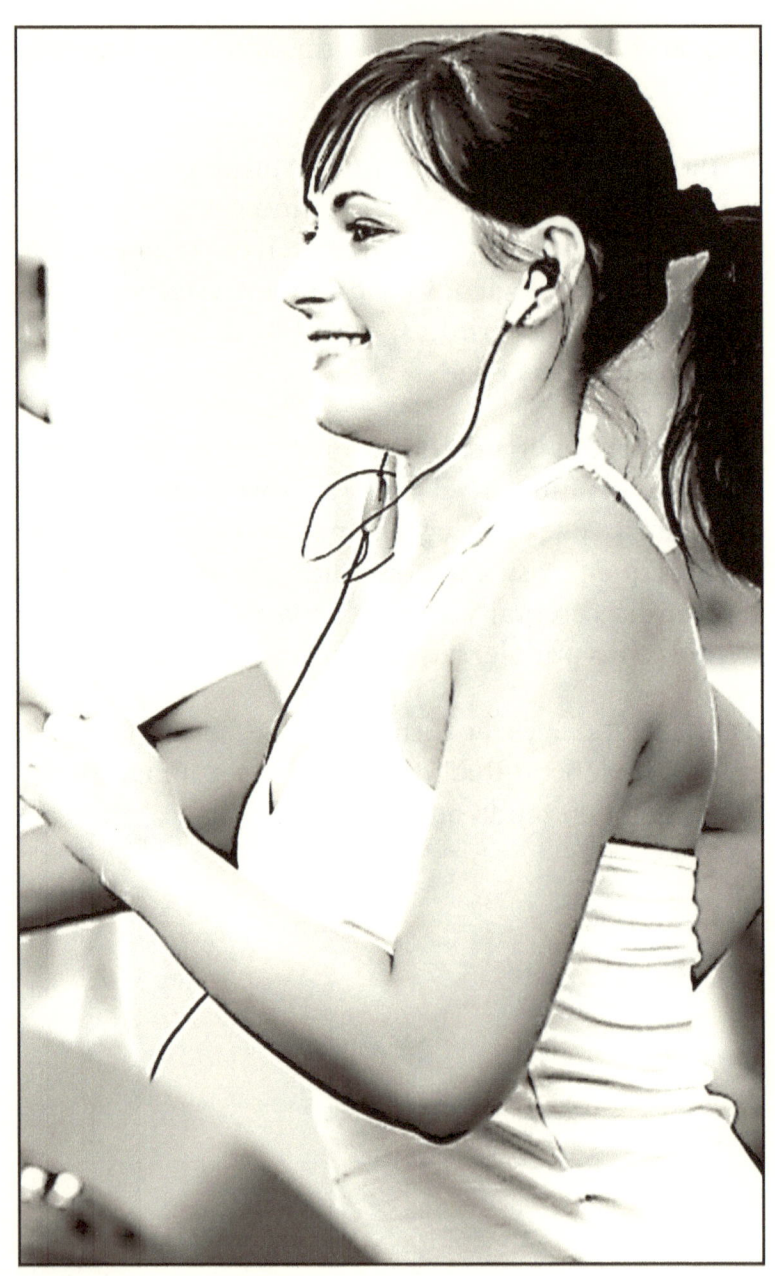